H.pylori
除菌后发现胃癌的内镜诊断

（日）八木一芳 （日）味冈洋一 编著

宫 健 刘 石 译

宫爱霞 审校

U0198642

辽宁科学技术出版社

·沈 阳·

Authorized translation from the Japanese language edition, entitled
H.pylori 除菌後発見胃癌の内視鏡診断
ISBN: 978-4-260-02481-5
著：八木 一芳／味岡 洋一
Published by IGAKU–SHOIN LTD., TOKYO Copyright © 2016

All Rights Reserved. No part of this book may be reproduced or transmitted in any form or by any means, electronic or mechanical, including photocopying, recording or by any information storage retrieval system, without permission from IGAKU–SHOIN LTD.
Simplified Chinese Characters edition published by Liaoning Science and Technology Publishing House Ltd., Copyright ©2017.

©2017，简体中文版权归辽宁科学技术出版社所有。
本书由IGAKU–SHOIN LTD., TOKYO授权辽宁科学技术出版社在中国出版中文简体字版本。著作权合同登记号：第06–2016–227号。

版权所有·翻印必究

图书在版编目（CIP）数据

H.pylori 除菌后发现胃癌的内镜诊断 /（日）八木一芳，（日）味冈洋一编著；宫健，刘石译 . —沈阳：辽宁科学技术出版社，2017.5

　　ISBN 978–7–5591–0110–5

　　Ⅰ. ① H…　Ⅱ. ①八…　②味…　③宫…　④刘…　Ⅲ. ①胃癌—内窥镜检　Ⅳ . ① R735.204

中国版本图书馆 CIP 数据核字（2017）第 052401 号

出版发行：辽宁科学技术出版社
　　　　　（地址：沈阳市和平区十一纬路25号　邮编：110003 ）
印 刷 者：辽宁新华印务有限公司
经 销 者：各地新华书店
幅面尺寸：185 mm × 260 mm
印　　张：6.25
字　　数：200 千字
出版时间：2017 年 5 月第 1 版
印刷时间：2017 年 5 月第 1 次印刷
责任编辑：郭敬斌
封面设计：袁　舒
版式设计：袁　舒
责任校对：李　霞

书　　号：ISBN 978–7–5591–0110–5
定　　价：98.00元

编辑电话：024–23284363　13840404767
E–mail: guojingbin@126.com
邮购热线：024–23284502
http://www.lnkj.com.cn

编译者名单

编著

（日）八木一芳　日本新潟县立吉田医院　诊疗部长

（日）味冈洋一　日本新潟大学研究生院医齿学研究科分子诊断病理学　教授

译

宫　健　大连医科大学附属第一医院

刘　石　大连医科大学附属第一医院

审校

宫爱霞

序

　　由于 *H.pylori*（以下简写为 *H.p*）感染是慢性胃炎的主要病因，并且已经明确 *H.p* 感染属于胃部疾病，因此，日本于 2013 年 2 月把 *H.p* 除菌治疗全面纳入了保险范围。此次保险的纳入表明了人们已经充分认识到 *H.p* 感染是以胃癌为首的、多种疾病发生的基础。如果慢性胃炎依据病因进行分类，其中大部分是 *H.p* 感染引起的慢性胃炎，其又可分为 *H.p* 阳性的慢性活动性胃炎（chronic active gastritis）、既往 *H.p* 阳性但经除菌治疗或者炎症自行消退的慢性非活动性胃炎（chronic inactive gastritis）2 种。在临床诊断上，有必要对慢性胃炎进行严格分类，可分为未感染 *H.p* 的正常胃、慢性活动性胃炎和慢性非活动性胃炎 3 种，其他诸如 A 型胃炎等特殊类型胃炎也应该纳入分类。有报道表明，慢性非活动性胃炎能够抑制癌症的发生，另外，也有关于内镜下诊断困难的、呈胃炎样改变的、胃癌的报道，在本书中都将进一步进行详尽描述。

　　由于慢性非活动性胃炎逐渐增加，占慢性胃炎的大部分比例，因此，在内镜检查过程中，需要通过内镜下表现对慢性活动性胃炎或非活动性胃炎进行准确判断，同时需要掌握内镜下由慢性非活动性胃炎发生、与经典慢性非活动性胃炎表现不同的、胃癌的精确诊断技术。

　　笔者团队一直以来致力于慢性非活动性胃炎的黏膜特征以及基于此发生的癌的特征性表现的研究，本书将进行简单易懂的阐述。如果您要在内镜室配备 1 本书，我相信本书会是最佳的选择，它一定会对每一例胃炎或者胃癌的诊断有很大的帮助。

八木一芳，味冈洋一

2016 年 3 月

目录

专栏

1   *H.pylori*-status 是什么   4

2   慢性胃炎的温故知新：关于中间带   11

3   应用放大内镜诊断 *H.pylori*-status 的实用性   22

4   进行除菌治疗的好处和注意事项   25

第**1**章 **_H.p_ 阳性活动性胃炎和_H.p_ 消失后非活动性胃炎的内镜鉴别要点**

1 **_H.p_ 感染时胃黏膜的变化**

根据 _H.p_ 感染与否，可以把胃黏膜分成 3 类：

_H.p_ 未感染的正常胃；

_H.p_ 感染导致的慢性活动性胃炎（chronic active gastritis）；

_H.p_ 感染导致的慢性非活动性胃炎（chronic inactive gastritis）。

A _H.p_ 未感染的正常胃

_H.p_ 未感染的正常胃内镜下表现主要在胃底腺区域，也就是在有胃底腺存在的全部胃体（图 1 **ⓐ** ~ **ⓒ**）和胃窦的近端侧（图 1 **ⓓ**）能观察到 regular arrangement of collecting venules（RAC）。而胃窦的远端侧是幽门腺存在的区域，用图解来说明如图 2 **ⓐ** 所示。

B _H.p_ 感染导致的慢性活动性胃炎以及炎症的进展、萎缩的发生

_H.p_ 在婴儿、幼儿期感染，先是感染胃窦（图 2 **ⓑ**），然后，细胞毒性较强的东亚菌株会向胃体部小弯移动并导致全层性的炎性细胞浸润（图 2 **ⓒ**），因为这里的胃

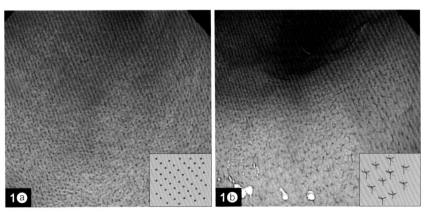

图 1 **ⓐ**　白光观察胃体下部大弯的 RAC（右下为示意图）
图 1 **ⓑ**　白光观察胃体中部小弯的 RAC
　　　　　近距离观察可见像人手一样（右下为近距离观察的示意图）

1

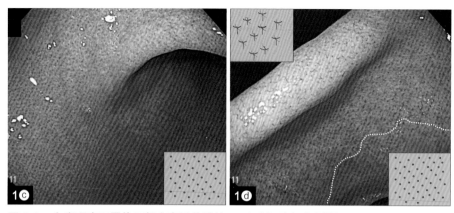

图 1 c　白光观察下胃体下部小弯及前壁的 RAC（右下为示意图）

图 1 d　白光观察下胃窦小弯近侧和胃角小弯的 RAC（左上为胃角小弯近景示意图，右下为远景示意图）

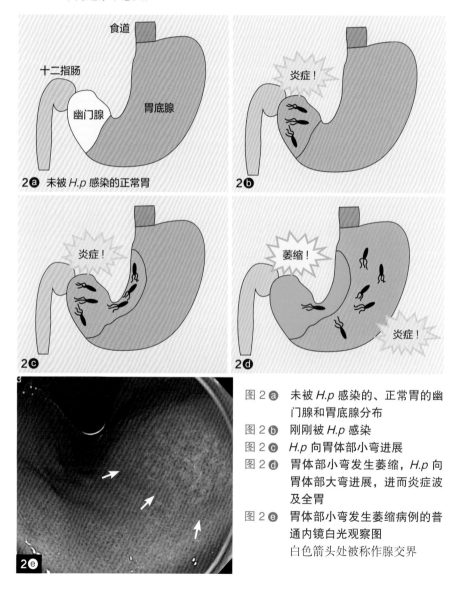

图 2 a　未被 *H.p* 感染的、正常胃的幽门腺和胃底腺分布

图 2 b　刚刚被 *H.p* 感染

图 2 c　*H.p* 向胃体部小弯进展

图 2 d　胃体部小弯发生萎缩，*H.p* 向胃体部大弯进展，进而炎症波及全胃

图 2 e　胃体部小弯发生萎缩病例的普通内镜白光观察图

白色箭头处被称作腺交界

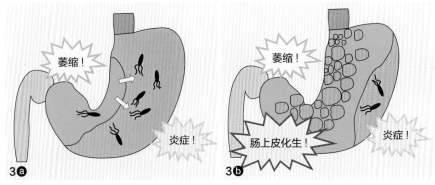

图 3 ⓐ　如黄色箭头所示，萎缩从小弯向大弯扩展
图 3 ⓑ　以胃体部小弯为中心，萎缩黏膜向周围扩展，同时伴肠上皮化生。而残留着
　　　　胃底腺的胃体部大弯则有持续活动性的炎症

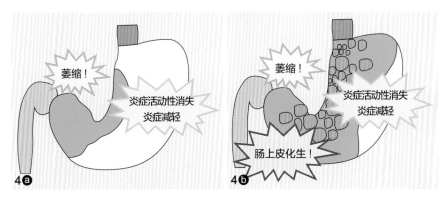

图 4 ⓐ　木村—竹本分型中 closed 的萎缩范围
图 4 ⓑ　木村—竹本分型中 open 的萎缩范围
　　　　H.p 消失后，胃底腺区域的炎症活动性消失，炎症减轻

底腺黏膜不像胃体部大弯那么厚。胃体部小弯的胃底腺会发生幽门腺化生，进而逐渐变化成黏膜萎缩。接着，炎症的主体会继续向胃体部大弯移动（图 2 ⓓ），这就是笔者团队对日本人 *H.p* 感染后慢性胃炎进展过程的理解。

胃镜下可以观察到胃体部小弯呈橙色的萎缩黏膜（图 2 ⓔ），具有这种程度萎缩的患者，可能会有十二指肠溃疡等疾病。但是，如果 *H.p* 已经侵及胃体部大弯并伴随持续炎症，萎缩也会波及胃体部大弯，这样的日本人也很多（图 3 ⓐ）。萎缩的部位也会出现肠上皮化生（图 3 ⓑ）。这就是 *H.p* 相关慢性活动性胃炎的自然演变过程。

C　*H.p* 消失后慢性非活动性胃炎及胃黏膜的变化

虽说经除菌治疗 *H.p* 消失后，胃黏膜的中性粒细胞浸润消失（活动性消失），并且慢性炎性细胞浸润也减轻（炎症改善），但并不是立即恢复正常。多数情况是炎性细胞浸润依然有部分残留。这种变化在萎缩黏膜中也能被观察到，但主要还是在胃底腺黏膜中表现最明显（图 4 ⓐ、ⓑ）。通常内镜白光下可见"弥漫性发红的消失"，放大内镜下可见"针孔样开口部的出现"。这就是慢性非活动性胃炎的内镜下表现。

2 内镜鉴别要点

A 普通内镜白光观察

(1) 弥漫性发红，皱襞肿大，白色浑浊黏液

　　H.p 阳性慢性活动性胃炎的白光下观察特点：①弥漫性发红（图 5 **a**）；②皱襞肿大（图 5 **b**）；③白色浑浊黏液（图 5 **c**）。这 3 种特征中出现 1 种即可诊断 *H.p* 阳性慢性活动性胃炎。与大便中抗原的结果进行对比研究以上观察的正确诊断率，如表 1 所示，内镜下阳性的正确诊断率可达 79%。而另一方面，对于上述 3 种表现之外的认为 *H.p* 阴性的病例中，正确诊断率也能达到 52%（这个研究也做了 NBI 放大内镜观察的正诊率对比分析，请参阅本章的 B 问题点，P21）。根据这个数据可以看出，普通内镜白光观察诊断慢性非活动性胃炎还是很困难的。下面将通过病例说明。

专栏 1 | *H.pylori*-status 是什么

　　在阅读有关 *H.p* 的英文论文时，出现了 "*H.pylori*-status" 一词，可以翻译成 "*H.p* 感染状态"。感染状态大致可以分为 3 个方面：①没有 *H.p* 感染，即从未感染；②以前有 *H.p* 感染，目前为 *H.p* 阴性化，即既往感染；③*H.p* 感染目前持续存在，即正在感染。

　　随着 *H.p* 的发现，人们了解到它和各种各样的疾病有关联性，因此，*H.pylori*-status 在国际上越来越受到重视。消化性溃疡因为 *H.p* 感染状态的持续存在而反复再发，因此推荐除菌治疗。而既往感染状态，消化性溃疡即使不治疗也能控制再发。从未感染 *H.p* 的病例中胃癌的发生率很低。如上所述，不同的 *H.pylori*-status 发病的种类也不同，因此也可以通过它简单明了地将所患疾病进行划分。

　　但是，既往感染和正在感染状态下胃癌的发生是怎样的呢？关于这个问题，在 Lancet 上发表的一篇论文[1]中显示，除菌治疗可以减少约 1/3 的胃癌发病，由此人们一直对此进行争论。此外，有报道表明，既往感染状态下发生的胃癌，与正在感染状态相比，病变呈胃炎样

改变，范围变得难以分辨。因此，内镜医生了解 *H.pylori*-status 就变得更加重要了。

　　H.p 正在感染 = 慢性活动性胃炎，*H.p* 既往感染 = 慢性非活动性胃炎，这种分类方法以京都分型为首，成为日本的共识[2]。本书也遵循此分型方法。慢性活动性胃炎中同时存在中性粒细胞和慢性炎性细胞浸润，而慢性非活动性胃炎中只有慢性炎性细胞浸润。

　　需要注意的是，此项虽然提到 *H.p* 感染的有无，其实是指除 *H.p* 未感染状态之外的 *H.pylori*-status。

参考文献

[1] Fukase K, Kato M, Kikuchi S, et al : Effect of eradication of Helicobacter pylori on incidence of metachronous gastric carcinoma after endoscopic resection of early gastric cancer : an open-label, randomized controlled trial. Lancet 372 : 392-397, 2008

[2] 中島滋美，九嶋亮治：病理診断と一致する慢性胃炎の内視鏡診断と分類．春間　賢（監）：胃炎の京都分類．pp121-124，日本メディカルセンター，2014

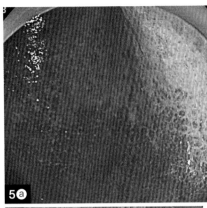
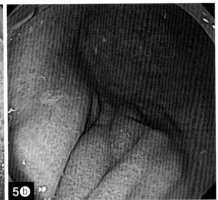

图 5 ⓐ 弥漫性发红
图 5 ⓑ 皱襞肿大
图 5 ⓒ 白色浑浊黏液

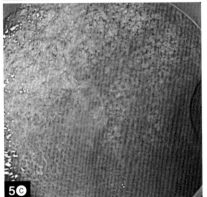

表 1 内镜白光观察判断有无 *H.p* 的正确诊断率（56 例）

便中抗原阳性	白光观察判断为阳性
33	26 正确诊断率 79%
便中抗原阴性	白光观察判断为阴性
23	12 正确诊断率 52%

病例 A（图 5 ⓓ）

没有明显的：①弥漫性发红；②皱襞肿大；③白色浑浊黏液。很难判断是活动性还是非活动性。图 5 ⓓ中白色箭头所指非萎缩部和萎缩部相比较有些发红，将之归为弥漫性发红，从而诊断为活动性。大便中抗原也为阳性，证实是慢性活动性胃炎。

病例 B（图 5 ⓔ）

没有：①弥漫性发红；③白色浑浊黏液。但是大弯侧的皱襞较正常皱襞粗大，虽说符合②皱襞肿大，但大便中抗原提示阴性，所以是慢性非活动性胃炎。

像这样在慢性非活动性胃炎中可能会看到慢性活动性胃炎时期曾经有过的特征，因此这时候诊断起来是极为困难的。

(2) 色调逆转现象

那么 *H.p* 消失后慢性非活动性胃炎的内镜白光观察有无特征性改变呢？笔者做了进一步的探寻。发现在慢性活动性胃炎中，非萎缩区域要比萎缩区域发红；而在慢性非活动性胃炎中，萎缩区域却要比非萎缩区域发红。我们把这种现象命名为"色调逆转现象"。

(a) 慢性活动性胃炎的内镜下表现

图 6 ⓐ为 *H.p* 阳性慢性活动性胃炎的胃体下部普通内镜白光观察图。白色箭头包围的中间区域是非萎缩区域，与箭头外的萎缩区域相比，稍微有些发红。图 6 ⓐ中黄

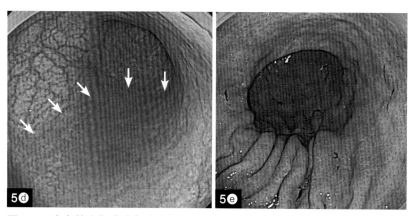

图 5 ⓓ 白色箭头部分诊断为弥漫性发红
图 5 ⓔ 诊断为皱襞肿大

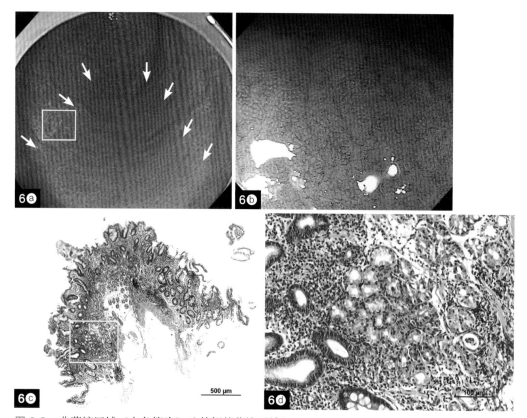

图 6 ⓐ 非萎缩区域（白色箭头）比外侧的萎缩区域红
图 6 ⓑ **图 6ⓐ 中黄色框的 NBI 放大观察图**
慢性活动性胃炎
图 6 ⓒ **图 6ⓑ 的部分活检病理图**（低倍放大）
炎性细胞浸润（慢性炎性细胞和中性粒细胞）较多
图 6 ⓓ **图 6ⓒ 中黄色框的高倍放大观察图**
可观察到被炎性细胞浸润（慢性炎性细胞和中性粒细胞）包围的胃底腺

　　色框的 NBI 放大观察图是图 6ⓑ，应用 NBI 放大观察也能诊断为慢性活动性胃炎（参阅本章 B 窄带成像（NBI）放大内镜观察，P17）。在这个放大的部位活检，提示炎性

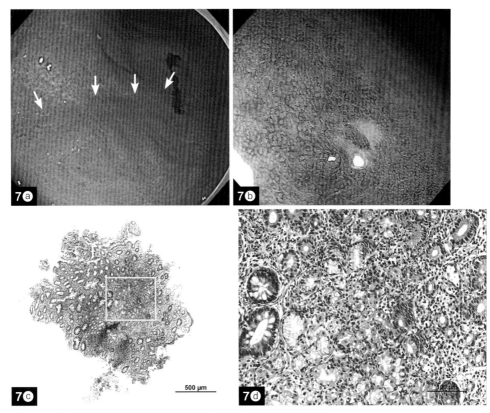

图 7 ⓐ　白色箭头的下方为非萎缩区域，比上方的萎缩区域红

图 7 ⓑ　**图 7ⓐ 出血部位的放大观察图**

可见活动性炎症与胃底腺黏膜混杂的表现

图 7 ⓒ　**图 7ⓑ 的活检病理图**（低倍放大）

炎性细胞浸润明显

图 7 ⓓ　**图 7ⓒ 中黄色框的高倍放大图**

胃底腺被炎性细胞包围

细胞浸润（慢性炎性细胞和中性粒细胞，下同）明显（图 6ⓒ），还能看到被炎性细胞浸润包围的胃底腺（图 6ⓓ）。经大便中抗原检查，确认诊断为 *H.p* 阳性。

再看另一个病例。白光下观察可见慢性活动性胃炎，胃体下部前壁大弯侧白色箭头以下为非萎缩区域（图 7ⓐ），比上方的萎缩区域明显发红（图 7ⓐ）。右上方的出血处是活检部位，应用窄带成像（NBI）观察活检部位（图 7ⓑ），提示 *H.p* 慢性活动性胃炎阳性。活检病理提示炎性细胞浸润明显（图 7ⓒ），也可看到被炎性细胞包围的胃底腺（图 7ⓓ）。大便中抗原检查也确认诊断为 *H.p* 阳性。

（b）慢性非活动性胃炎的内镜下表现

除菌后病例胃体中部的普通内镜白光观察图见图 8 ⓐ、ⓑ，其中白色箭头的近侧是非萎缩区域。与远侧的萎缩区域相比，颜色发白。前面图 6 ⓐ、图 7 ⓐ 的慢性活动性胃炎中提示萎缩部发白，非萎缩部发红，此时恰恰相反，这就是所谓的色调逆转现象。也就是慢性活动性胃炎中，萎缩白非萎缩红；而慢性非活动性胃炎

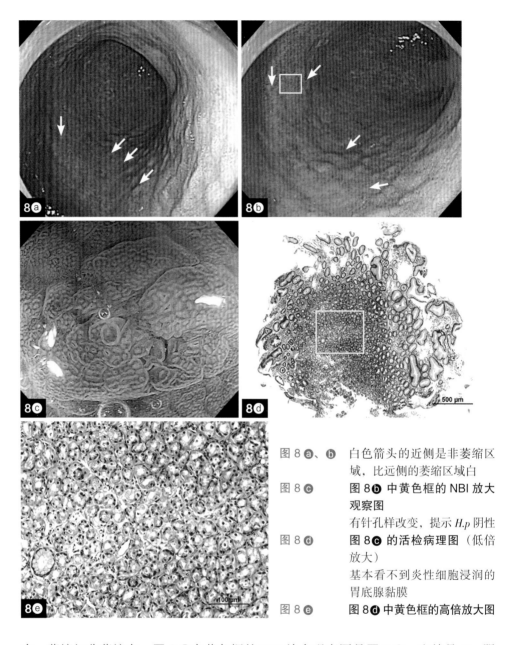

图 8 ⓐ、ⓑ　白色箭头的近侧是非萎缩区
　　　　　　域，比远侧的萎缩区域白
图 8 ⓒ　　　**图 8ⓑ 中黄色框的 NBI 放大
　　　　　　观察图**
　　　　　　有针孔样改变，提示 *H.p* 阴性
图 8 ⓓ　　　**图 8ⓒ 的活检病理图（低倍
　　　　　　放大）**
　　　　　　基本看不到炎性细胞浸润的
　　　　　　胃底腺黏膜
图 8 ⓔ　　　**图 8ⓓ 中黄色框的高倍放大图**

中，萎缩红非萎缩白。图 8 ⓑ 中黄色框的 NBI 放大观察图是图 8 ⓒ。也就是 *H.p* 阴
性的放大观察图。这个部位的活检病理可见基本没有炎性细胞浸润以及萎缩的胃底
腺黏膜图 8ⓓ、ⓔ。

　　还有一个病例，白光下观察可见慢性非活动性胃炎表现。图 9ⓐ 中白色箭头的
左下方为非萎缩黏膜，与后壁和小弯（白色箭头所指的反方向）的萎缩黏膜相比较明
显发白。黄色框的 NBI 放大观察提示炎症消失后的胃底腺黏膜和萎缩黏膜混杂在一起
（图 9ⓑ）。这个部位的活检病理提示肠上皮化生和胃底腺混杂，且有轻度的慢性炎性细
胞浸润（图 9ⓒ、ⓓ）。大便中抗原及尿素呼气试验均证实 *H.p* 阴性。

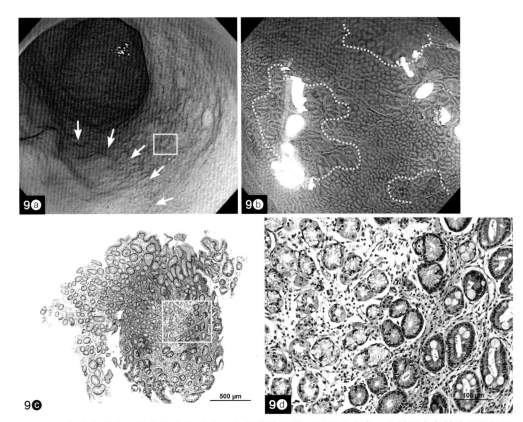

图 9 ⓐ　非萎缩黏膜（白色箭头）比右上方的萎缩黏膜（后壁和小弯，也就是白色箭头所指的反方向）颜色发白

图 9 ⓑ　**图 9 ⓐ 中黄色框的 NBI 放大观察图**
　　　　炎症消失后的胃底腺黏膜和萎缩黏膜（黄色虚线）混杂在一起

图 9 ⓒ　**图 9 ⓑ 的活检病理图**（低倍放大）
　　　　肠上皮化生和胃底腺混杂在一起，有轻度的慢性炎性细胞浸润

图 9 ⓓ　**图 9 ⓒ 中黄色框的高倍放大图**

表 2　色素逆转现象的有无与 *H.p* 阳性、阴性的对比结果（105 例）

	H.p 阴性	*H.p* 阳性	总计
有逆转现象	43 例	2 例	45 例
无逆转现象	35 例	25 例	60 例
总计	78 例	27 例	

色素逆转现象的 *H.p* 阴性化敏感度 = 0.55
色素逆转现象的 *H.p* 阴性化特异度 = 0.93
色素逆转现象的 *H.p* 阴性化 PPV = 0.96
色素逆转现象的 *H.p* 阴性化 NPV = 0.42

(c) 色素逆转现象的 *H.p* 阴性化敏感度和特异度

　　选择去除 *H.p* 未感染病例的慢性胃炎 105 例进行内镜下白光观察。明确有无色素逆转现象后，通过大便中抗原和尿素呼气试验确认是否有 *H.p* 感染。结果见表 2，提示色素逆转现象的大多数都是 *H.p* 阴性的病例（96%，45 例中的 43 例），*H.p* 阳性 27 例中仅见 2 例。然而，在 *H.p* 阴性病例中，色素逆转现象能够确认的仅有 55%

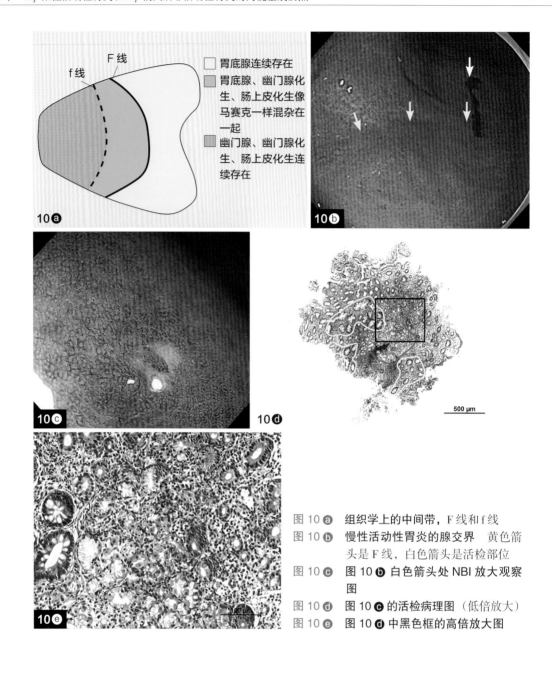

图 10 ⓐ   组织学上的中间带，F 线和 f 线
图 10 ⓑ   慢性活动性胃炎的腺交界   黄色箭头是 F 线，白色箭头是活检部位
图 10 ⓒ   图 10 ⓑ 白色箭头处 NBI 放大观察图
图 10 ⓓ   图 10 ⓒ 的活检病理图 （低倍放大）
图 10 ⓔ   图 10 ⓓ 中黑色框的高倍放大图

（78 例中的 43 例），因此，虽说并非所有慢性非活动性胃炎或者说 *H.p* 阴性化都能够靠色调逆转现象来诊断，但是如果存在色调逆转现象，却可以考虑诊断为慢性非活动性胃炎 （也就是 *H.p* 阴性化病例）。根据色素逆转现象诊断慢性非活动性胃炎的敏感度为 0.55，特异度为 0.93，阳性预测率 （positive predictive value，PPV） 为 0.96，而阴性预测率 （negative predictive value，NPV） 仅为 0.42。敏感度很低，而特异度很高。所以色素逆转现象应该是慢性非活动性胃炎诊断中非常有用的特异性内镜白光下表现。

(3) 中间带的鲜明化

(a) 什么是中间带

　　慢性胃炎的胃，从口侧开始，组织学上分为 3 部分，分别为：①胃底腺连续存在区域；②胃底腺、幽门腺化生、肠上皮化生像马赛克一样混杂在一起的区域；③幽门腺、幽门腺化生、肠上皮化生连续存在的区域。①和②的交界称为 F 线（large f line），②和③的交界称为 f 线（small f line）。F 线和 f 线之间的部分被称为中间带（图 10❶）。F 线在内镜白光下观察或者切除标本的肉眼观察中能够识别，而 f 线却只能通过病理观察才能识别。

　　下面看一下白光观察慢性活动性胃炎的腺交界（图 10 ❶）。黄色箭头就是木村—竹本分型中的腺交界，相当于图 10 ❶中所示的 F 线。而中间带存在于萎缩黏膜中，因为无法观察到 f 线，所以无法明确中间带的位置。白色箭头是活检出血的部位，这里就是中间带（图 10❶）。这些可以通过下图的 NBI 放大观察来诊断（图 10 ❶）。出血部位活检前 NBI 放大观察可以看到不规则的圆形开口（图 10 ❶），这是提示活动性炎症与胃底腺共存。活检后观察病理，在肠上皮化生中能看到伴有中性粒细胞和慢性炎性细胞浸润的胃底腺（图 10❶，蓝线内为胃底腺，黄线内为肠上皮化生）。应用高倍放大观察图 10❶中的黑色框部分，能明确看到胃底腺的存在（图 10❶）。也就是说，混有胃底腺和肠上皮化生的萎缩黏膜，可以认为是中间带。像这样的慢性活动性胃

专栏 2　**慢性胃炎的温故知新：关于中间带**

　　现在的年轻医生大部分都不知道中间带的概念，如果知道的话，估计是对胃炎病理学相当精通的人。在慢性胃炎不明确的年代，也就是从 1960 年至 1980 年上半年，中间带是理解慢性胃炎的重要关键词。

　　1973 年出版的吉井隆博先生的教科书[1] 中记载如下：

　　"应该有一种叫中间腺的特别腺体，两种腺体在胃底腺和幽门腺的交界部混合存在，此区域可以叫中间带（intermediate zone）或中间腺区域，这个区域的宽度个体差异很大，有时甚至缺失"。

　　另外，在肠上皮化生中描述了"肠上皮化生主要是在幽门腺区域出现，有时也会出现在胃底腺，尤其是在中间带附近更加明显"。

　　如上所述，中间带是胃底腺黏膜萎缩，即向幽门腺化生或者肠上皮化生变化过程的重要区域。

　　随着 H.p 的发现，慢性胃炎的病因逐渐明确，提及慢性胃炎病理学的人越来越少了，渐渐地关于中间带的说法也越来越少了。但是，

在慢性非活动性胃炎中，作为慢性胃炎病因的 H.p 消除后，可见很明显的中间带，这也可以说是对历史的再次印证。

　　这个中间带凹凸不平，隆起的部分发白，看起来像广泛 0-Ⅱa 病变，私人诊所的医生也多次因为"活检虽然是 Group1，但还怀疑癌"而把患者介绍来笔者医院。

　　随着慢性非活动性胃炎的患者逐渐增加，了解其内镜图像和病理学特征，尤其是明确胃底腺、幽门腺化生和肠上皮化生的分布是非常必要的。笔者认为这是使用放大胃镜的内镜医生的使命。今天，虽然笔者要以崭新的角度来描述中间带，但是也要借鉴案头摆放的吉井先生教科书以及 1985 年 6 月出版的《胃和肠》第 20 卷第 6 期中的"怎样考虑慢性胃炎"，这不正是温故而知新吗？

参考文献

[1] 吉井隆博：胃の病理一特に組織像の読み方. 医学図書出版株式会社, 1973

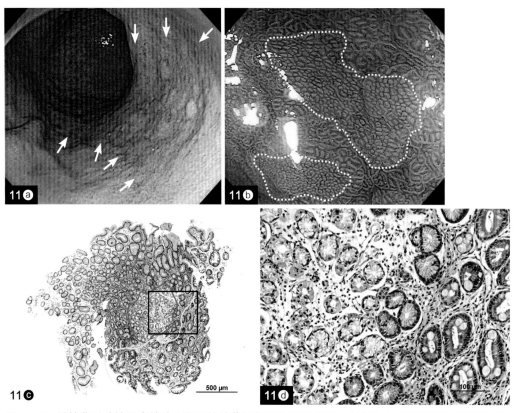

图 11 ⓐ　**慢性非活动性胃炎的腺交界开始的萎缩部位白光观察图**　白色箭头围起的部位可见凹凸不平

图 11 ⓑ　**凹凸部位的 NBI 放大观察图**　白色虚线所指为胃底腺黏膜

图 11 ⓒ　**图 11 ⓑ 的活检病理图**（低倍放大）

图 11 ⓓ　**图 11 ⓒ 中黑色框的高倍放大图**

炎，中间带存在于木村—竹本分型中萎缩的区域，目前为止应用普通内镜的白光观察是无法确认的。

（b）什么是中间带的鲜明化

但在慢性非活动性胃炎中，这个中间带却往往因凹凸不平而很难观察到。图 11ⓐ是除菌后胃体部的内镜白光观察图，可看见色调逆转现象。在邻近颜色发白的胃底腺黏膜的胃体后壁，可看见连续存在的凹凸不平的黏膜（图 11ⓐ）。再进一步仔细观察，可看见发红的凹陷黏膜中多发的白色隆起（图 11ⓐ）。在这个部位进行 NBI 放大观察，发红的部分是伴有肠上皮化生的萎缩黏膜；而在白色隆起处可观察到圆形的腺管开口，即胃底腺黏膜（图 11ⓑ，白色虚线处见圆形腺管开口，为胃底腺黏膜）。也就是说，这个凹凸不平的部位可能就是胃底腺、幽门腺化生、肠上皮化生混杂在一起的中间带。为了得到组织学的明确诊断，进行活检，病理图确认了肠上皮化生中存在的胃底腺（图 11ⓒ，蓝线内为胃底腺，黄线右侧为肠上皮化生）。对图 11ⓒ的黑色栏进行高倍放大观察，可清晰看到胃底腺（图 11ⓓ）。在胃底腺中没有中性粒细胞浸润，慢性炎性细胞浸润也较轻微（图 11ⓓ）。*H.p* 消失后，炎症消退，应用 NBI

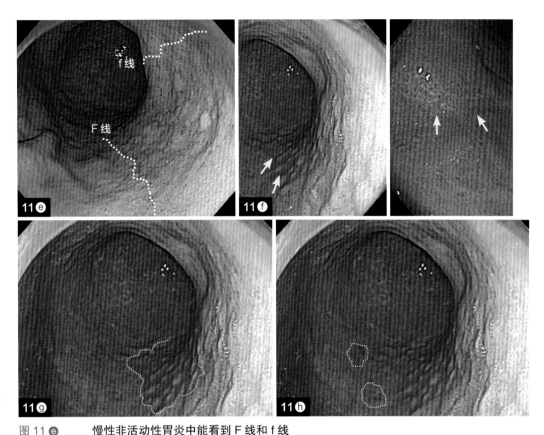

图 11 **e**　　　**慢性非活动性胃炎中能看到 F 线和 f 线**

图 11 **f**　　　**左侧慢性非活动性胃炎、右侧慢性活动性胃炎的普通内镜白光观察图**　黄色箭头是 F 线

图 11 **g**、**h**　　**慢性非活动性胃炎的内镜白光观察图**　黄色虚线部分又被称为地图样发红

放大观察可见胃底腺和肠上皮化生分离，正因如此，普通内镜白光观察才出现了凹凸不平的表现。如图 11 **e** 所示，慢性非活动性胃炎可以确认 F 线和 f 线，中间带也就变得"鲜明化"了。

　　图 11 **f** 左侧是慢性非活动性胃炎黏膜，右侧是慢性活动性胃炎黏膜。右侧的非萎缩黏膜和萎缩黏膜呈红与白的色调变化，但无法看到中间带。而在左侧，可见发白的非萎缩区域、从后壁到小弯均存在的凹凸不平也就是中间带（黄色箭头）、小弯的萎缩区域。一般无法明确看到的中间带，在这个普通内镜白光观察图中可以看到。这种现象就是所谓的中间带的鲜明化。中间带的鲜明化和色调逆转现象一样，都是 *H.p* 阴性化的慢性非活动性胃炎的白光下特征。图 8 **a**、图 8 **b**、图 9 **a** 的慢性非活动性胃炎，都可以看到中间带的鲜明化。而图 5 **d**、图 6 **a** 的慢性活动性胃炎中就观察不到这种现象。

（4）色调逆转现象与京都分型中地图样发红之间的相关性

　　《胃炎的京都分型》中地图样发红（map-like redness）是 *H.p* 除菌治疗后出现的一种特征性表现。在这个分型的描述当中，地图样发红的边界相对清楚，可见多发的凹陷，活检病理提示肠上皮化生。参考此描述以及文本中的照片，可以发现地图

问题　在 A ~ D 普通内镜白光观察图中，选出两张慢性非活动性胃炎的病例

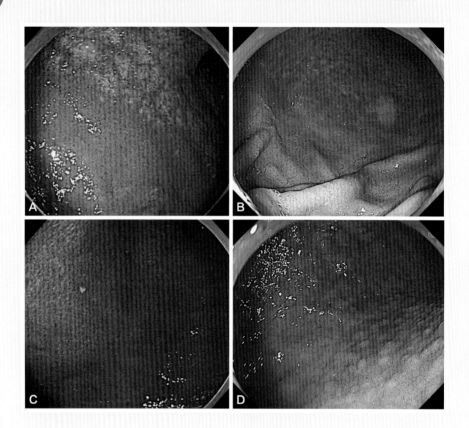

解说

　　A. 非萎缩黏膜比萎缩黏膜发红，没有色调逆转现象，也没有中间带的鲜明化，是典型的 *H.p* 阳性慢性活动性胃炎。中间带在 **A-1** 的出血部位，NBI 放大观察可见肠上皮化生中不规则的圆形开口部（**A-2**），这是伴有炎症的胃底腺黏膜的放大观察图像。活检病理（**A-3**）提示炎症并混有肠上皮化生的黏膜。大便中抗原也提示为阳性。

　　B. 与远处的萎缩黏膜相比，近处的非萎缩黏膜更显发白（**B-1**），虽然没有观察到中间带的鲜明化，但仍然可以诊断为慢性非活动性胃炎，对非萎缩区域进行 NBI 放大观察（**B-1** 的黄色框），可见 *H.p* 消失后的胃底腺黏膜征象。能看到针孔样的开口部（**B-2**）。活检病理提示为炎症消退后的胃底腺黏膜（**B-3**）。

　　C. 既无色素逆转现象又无中间带的鲜明化，诊断为慢性活动性胃炎。跟图 11 ❹ 是同一个病例。

　　D. 色素逆转现象和中间带的鲜明化都能观察到，诊断为慢性非活动性胃炎。

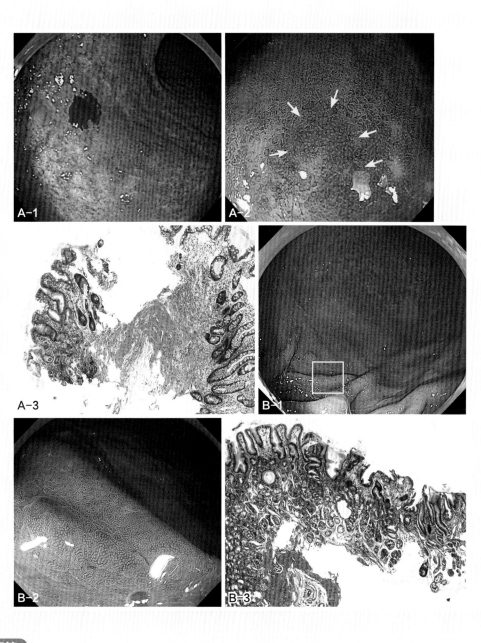

解答

慢性非活动性胃炎是 B 和 D。A 和 C 的 *H.p* 阳性，是慢性活动性胃炎。

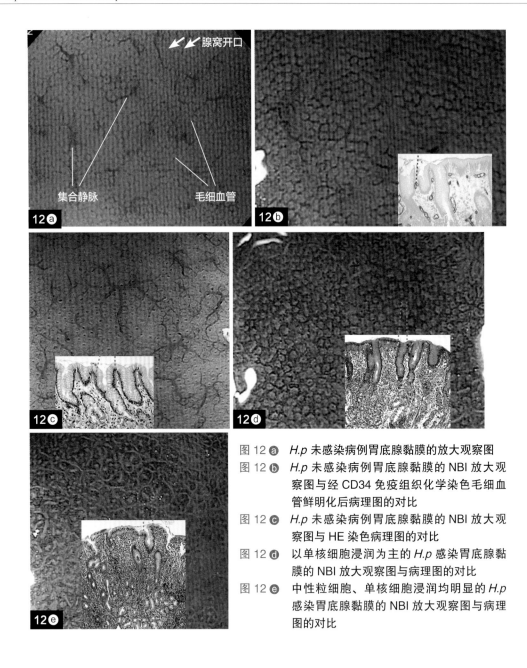

图 12 ⓐ *H.p* 未感染病例胃底腺黏膜的放大观察图

图 12 ⓑ *H.p* 未感染病例胃底腺黏膜的 NBI 放大观察图与经 CD34 免疫组织化学染色毛细血管鲜明化后病理图的对比

图 12 ⓒ *H.p* 未感染病例胃底腺黏膜的 NBI 放大观察图与 HE 染色病理图的对比

图 12 ⓓ 以单核细胞浸润为主的 *H.p* 感染胃底腺黏膜的 NBI 放大观察图与病理图的对比

图 12 ⓔ 中性粒细胞、单核细胞浸润均明显的 *H.p* 感染胃底腺黏膜的 NBI 放大观察图与病理图的对比

样发红与色调逆转现象观察到的萎缩区域的发红部位是一致的（图 11 ⓖ）。波及中间带的发红部位，是残存的岛状胃底腺之间的萎缩黏膜，考虑为肠上皮化生（图 11 ⓖ）。图 11 ⓖ 中的黄色虚线位置就是地图样发红。而且经常会发现胃底腺黏膜中散在的肠上皮化生在除菌后发红（图 11 ⓗ），这也属于地图样发红的表现。

这种伴随色素逆转现象的发红在《胃炎的京都分型》中被命名为地图样发红，即 "除菌后发红消失变成白色的胃底腺黏膜"，但不如笔者所说的 "色素逆转现象" 更能贴切地解释非活动性胃炎的疾病动态演变过程。

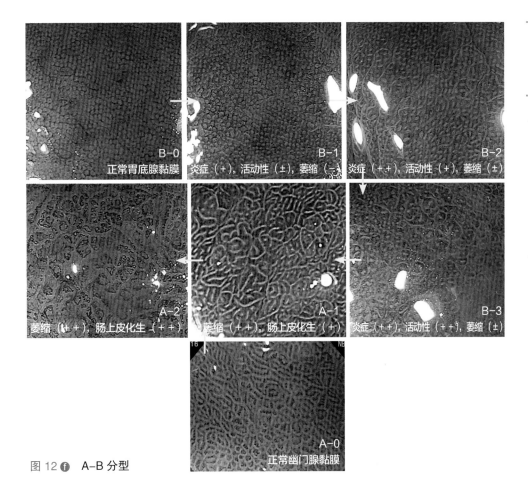

图 12 **f** A−B 分型

B 窄带成像（NBI）放大内镜观察

　　笔者团队一直提倡应用放大内镜针对 *H.p* 阳性的慢性活动性胃炎和 *H.p* 阴性的慢性非活动性胃炎进行诊断，在这里向大家介绍一下。

胃底腺黏膜腺管开口处的变化

　　在 *H.p* 未感染病例的胃底腺黏膜的放大观察中，可见针孔样开口被毛细血管网包绕，这是毛细血管汇集到集合细静脉的征象（图 12**a** ~ **c**）。

　　图 12**b** 是聚焦到毛细血管的 NBI 放大观察图和经 CD34 免疫组织化学染色毛细血管鲜明化后病理图的对比。图 12**c** 是聚焦到针孔样开口部的 NBI 放大观察图和 HE 染色病理图的对比。

　　H.p 感染后的胃底腺黏膜仅有轻度的中性粒细胞浸润，并主要是慢性炎性细胞浸润，于是形成了圆形开口的形状。但是这个开口部的形态和大小都不整齐（图 12**d**）。如果进一步发展到中性粒细胞和慢性炎性细胞的浸润都很明显时，开口部就不再是相对比较均匀的圆形，而呈椭圆形或者沟状。这就是慢性活动性胃炎的放大观察征象（图 12**e**）。能够反映这种慢性活动性胃炎的黏膜进展模式的分类方法就是笔者团

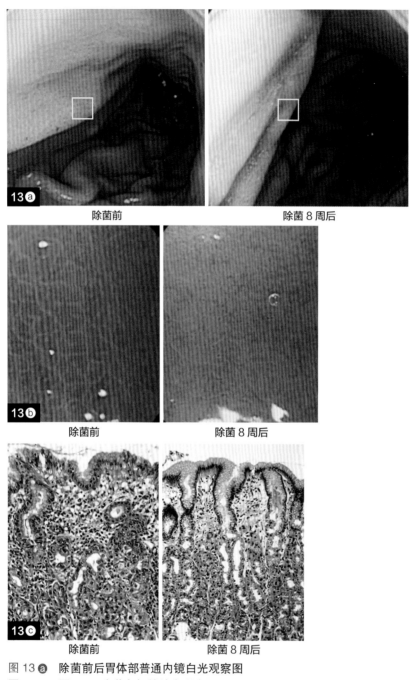

图 13 ⓐ　除菌前后胃体部普通内镜白光观察图
图 13 ⓑ　图 13 ⓐ 中黄色框的放大观察图
图 13 ⓒ　图 13 ⓑ 的病理图

队的 A–B 分型（图 12 ⓕ）。

● *H.p* 除菌导致的胃底腺黏膜的变化：针孔样小点

　　我们知道 *H.p* 除菌后胃底腺黏膜的发红会消失（图 13 ⓐ）。2000 年左右，我们对除菌前后同一部位进行放大内镜观察，发现图像有很大变化。除菌前已经变成沟状或者椭圆形的开口部，在除菌后变成了像被针刺过的小孔样（图 13 ⓑ）。这

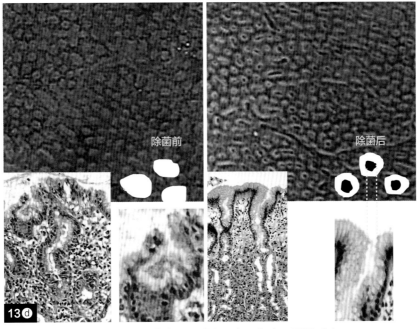

图 13 ❹　除菌前后胃底腺黏膜的 NBI 放大观察图与病理图的对比

跟 *H.p* 未感染胃的胃底腺黏膜放大观察的开口部征象极为相似。而且开口部周围的隆起也已经平坦化，开口部之间的间隔也变得更密集（图 13 ❺）。毛细血管的鲜明化和不鲜明化都可以见到，像被针刺过的小孔样开口部几乎所有的病例也可以见到。因此，把它命名为针孔样小点，并且确定其为放大内镜观察下除菌成功后胃底腺黏膜的特征性改变。比较除菌前后的胃底腺黏膜开口部（分泌酸和胃蛋白酶的开口部）及对应的病理图，除菌前内腔和基底形状均不规则，但除菌后较为规整（图 13 ❻）。也就是说，这种针孔样小点的形成，恰恰是源于腺管开口部形成的形态学变化（图 13 ❹）。如图 13 ❹右图所展现的"针孔样小点，周围有同心圆样的白色区域，白色区域清晰完整，排列整齐"即为放大内镜下 *H.p* 阴性胃底腺黏膜的特征性改变。

3　NBI 放大内镜的正确诊断率及问题点

A　正确诊断率

本章"2. 内镜鉴别要点"曾经讲过，笔者团队研究了普通内镜白光观察和 NBI 放大内镜观察对有无 *H.p* 的正确诊断率。弥漫性发红、皱襞肿大、白色浑浊黏液被认为是 *H.p* 阳性表现。其中出现一项就可以判定 *H.p* 阳性（图 14❶）。

另外，在 NBI 放大观察中，"开口部针孔样小点，周围有同心圆样的白色区域，

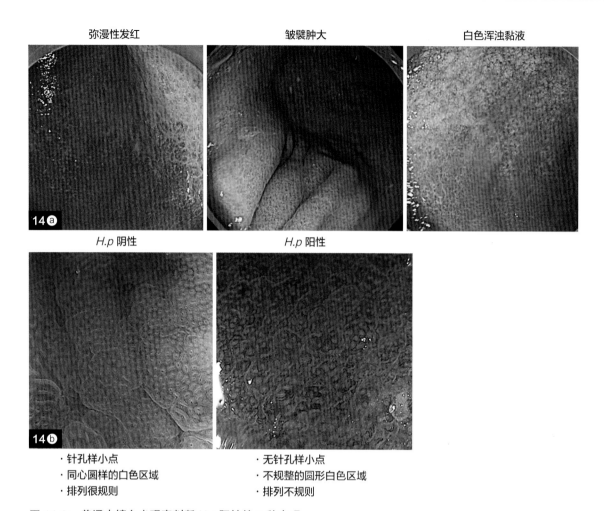

弥漫性发红   皱襞肿大   白色浑浊黏液

H.p 阴性   *H.p* 阳性

- 针孔样小点
- 同心圆样的白色区域
- 排列很规则

- 无针孔样小点
- 不规整的圆形白色区域
- 排列不规则

图 14 ⓐ 普通内镜白光观察判断 *H.p* 阳性的 3 种表现

图 14 ⓑ NBI 放大内镜下 *H.p* 阳性（右）和 *H.p* 阴性（左）的鉴别

表 3 普通内镜白光观察和 NBI 放大内镜观察判断有无 *H.p* 的正确诊断率（56 例）

	大便中抗原	普通内镜白光观察	NBI 放大内镜观察
诊断 *H.p* 阳性	33	26（79%）	30（91%）
诊断 *H.p* 阴性	23	12（52%）	19（83%）

并且排列很规则"是 *H.p* 阴性的表现，相反"看不到明确的针孔样小点，不规整的圆形白色区域，并且排列不规则"是 *H.p* 阳性的表现（图 14 ⓑ）。在 56 例患者中，*H.p* 阳性正确诊断率为 91%，*H.p* 阴性正确诊断率为 83%（表 3）。与普通内镜白光观察相比，*H.p* 阳性和阴性正确诊断率均胜出。尤其是 *H.p* 阴性正确诊断率方面比普通内镜白光观察更有优势。

与普通内镜白光观察不同，NBI 放大内镜观察能够通过开口部构造这个客观的指标来判断 *H.p* 的有无，这也许就是正确诊断率相对较高的原因吧。

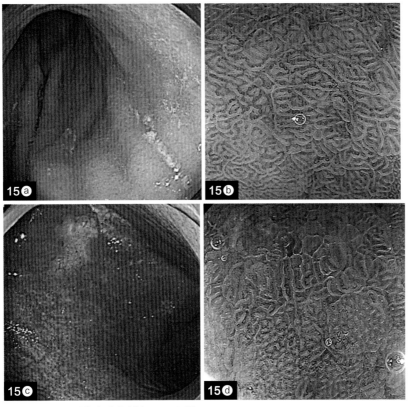

图 15 ⓐ   **通过皱襞肿大判断 *H.p* 阳性**

图 15 ⓑ   **NBI 放大观察图**
      存在白色区域的黏膜比较规整，诊断为 H.p 阴性（误诊）

图 15 ⓒ   **根据弥漫性发红，诊断为 *H.p* 阳性**

图 15 ⓓ   **NBI 放大观察图**
      存在白色区域的黏膜不规整，诊断为 H.p 阳性（误诊）

B   问题点

    如前所示，在没有胃底腺黏膜存在的严重萎缩病例中应用 NBI 放大内镜判断 *H.p* 的有无时，常常会出现误诊。也就是说，没有典型的伴有圆形开口部的胃底腺黏膜的病例容易发生误诊。病例如下。

    像这样如果不存在典型的伴有圆形开口部的胃底腺黏膜，用 NBI 放大内镜诊断 *H.p* 有无是非常困难的。通过 70 个病例，分成"能确认伴有圆形开口部的胃底腺黏

病例 A

    因为皱襞肿大，普通内镜白光下诊断为 *H.p* 阳性（图 15 ⓐ）。NBI 放大内镜观察下，无法找到呈现出圆形开口部的胃底腺黏膜，考虑严重萎缩。胃体中部大弯的 NBI 放大内镜观察中，可见有白色区域形成的黏膜模样（图 15 ⓑ），根据这些特点，诊断为 *H.p* 阴性，但大便中抗原却提示阳性。

表 4　普通内镜白光观察和 NBI 放大内镜观察判断 *H.p* 有无的正确诊断率（不同萎缩程度）n = 70

	普通白光内镜	NBI 放大内镜
轻中度萎缩性胃炎	62.9% (44/70)	92.9% (65/70)
重度萎缩性胃炎	57.1% (4/7)	42.8% (3/7)
	$P = 0.532$	$P = 0.003$

病例 B

　　普通内镜白光观察可见弥漫性发红，考虑 *H.p* 阳性（图 15 **c**）。NBI 放大内镜观察下，无法找到呈现出圆形开口部的胃底腺黏膜，考虑重度萎缩。胃体中部大弯呈不规整的黏膜模样（图 15 **d**），在犹豫之后最终判断 *H.p* 阳性，但是大便中抗原却提示阴性，而且尿素呼气试验也仅有 1.2‰，最终结果为 *H.p* 阴性。

膜"的轻中度萎缩组和"无法确认伴有圆形开口部的胃底腺黏膜"的重度萎缩组，进行了应用 NBI 放大内镜判断 *H.p* 有无的诊断率对比研究。结果提示，在轻中度萎缩的病例中，NBI 放大内镜观察的正确诊断率可达 92.9%，而在重度萎缩的病例中正确诊断率仅有 42.8%，这个结果甚至还不如普通内镜白光观察（表 4）。从以上结果可以看出，应用 NBI 放大内镜判断 *H.p* 有无，必须在有胃底腺黏膜的前提下才能进行。

专栏 3　应用放大内镜诊断 *H.pylori*-status 的实用性

　　笔者（八木）从 1999 年开始使用 Q240Z 放大内镜观察慢性胃炎，同时也观察了除菌前后胃黏膜的变化。注意到在经过除菌治疗 *H.p* 消失后，胃底腺黏膜的开口部成了针孔状。每年复查的话，可见这种针孔样小点逐渐密集。也有逐渐变成近似于未感染胃的胃底腺一样的病例。

　　以前听某位著名的医生讲过"*H.p* 活着时，一定存在于胃底腺的黏膜腺窝处"。就如同是对 *H.p* 来说最重要的洞穴一般，胃底腺的黏膜腺体开口部位是 *H.p* 最容易感染、最密集的部位。正因如此，放大内镜观察腺体开口部能够诊断 *H.pylori*-status。

　　从 1999 年开始，很多患者都能通过放大内镜诊断 *H.pylori*-status。对于未感染的胃，根据 RAC 等特点，通过普通内镜就能做出诊断。但是要明确正在感染还是既往感染的诊断，就需要使用放大内镜观察。有刚刚除菌治疗后成功诊断的病例，也有一些除菌数年后 *H.p* 再感染的病例，也通过放大内镜做出诊断。有的来本院进行除菌治疗的患者，实际上在其他医院已经接受过除菌治疗，通过放大内镜也可进行识别。仅仅通过放大内镜观察胃底腺区域，瞬间就可以做出诊断，真可谓"神奇"的诊断方法。

　　这在内镜观察中可以说是诊断 *H.pylori*-status 的终极方法，请大家一定要熟练掌握。

第 2 章 **除菌后发现胃癌的
内镜图和病理图**

2

　　除菌后被发现的胃癌，一般称作"除菌后胃癌"。但是严格来说，除菌后被发现的胃癌可以分成"除菌后发生的胃癌"和"除菌前发生的、但是除菌后被发现的胃癌"两种。根据 Haruma 团队的研究，黏膜内癌的倍加时间（doubling time）大约为16.6 个月，推测从癌细胞的发生发育到内镜下可辨识的 10mm 大的胃癌，大概需要10 年以上的时间。而将除菌纳入医疗保险适用范围距今仅 15 年左右，所以现在发现的"除菌后胃癌"也不见得都是在除菌后这仅仅 10 余年内发生的，因此，为了强调除菌后才被发现的胃癌，而不是除菌后从癌细胞发展来的胃癌，使用了"除菌后发现胃癌"这个概念。另外，除菌后发现胃癌也是特指除菌后经过 1 年以上被发现的胃癌。

1 除菌后发现胃癌的概念——历史和内镜下的特点

　　Ito 团队首先报道了经过除菌后胃的上皮性肿瘤（癌和腺瘤）的形态会发生变化，包括隆起型癌的隆起变低平、癌和周围黏膜的边界变得不清晰、组织学观察癌的表面有非癌上皮覆盖等。

　　另外，Kobayashi 团队应用放大内镜对除菌后的胃癌和未施行除菌的胃癌进行了对比观察，除菌后的胃癌多呈现胃炎样的放大内镜表现。从组织学上分析原因，他们认为是癌在表层高度的细胞分化所致。

　　Saka 团队也将除菌后经过 1 年以上被发现的胃癌（除菌组）和未施行除菌的胃癌（非除菌组）进行了内镜下和组织学的对比观察，发现除菌组中癌和周围黏膜之间的界限不清晰，呈胃炎样改变；癌区域自身也多呈胃炎样；表层被非癌上皮覆盖的概率也较非除菌组明显增高（表 1）。

　　这些研究的共同之处都是除菌成功后的胃癌与未施行除菌的胃癌相比，癌范围的诊断更加困难了。

　　下面看一下除菌后发现胃癌之中，普通内镜白光观察像胃炎一样的癌和 NBI 放

表 1　像胃炎一样的除菌后病例与非除菌病例之间的频度比较（引自文献 25）

	除菌病例（n = 24）	非除菌病例（n = 47）	P 值
普通内镜白光观察胃炎样改变	37.5% (9/24)	14.9% (7/47)	0.031
NBI 放大内镜观察癌周边胃炎样改变	41.7% (10/24)	4.3% (2/47)	< 0.001
NBI 放大内镜观察癌区域胃炎样改变	54.2% (13/24)	4.3% (2/47)	< 0.001

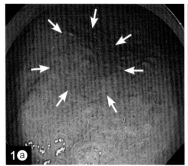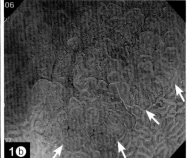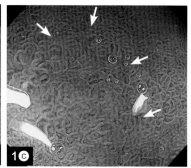

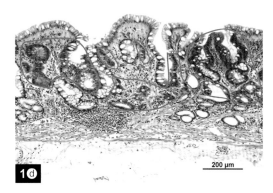

图 1 **ⓐ**　**胃体中部大弯后壁的病变**　癌位于白色箭头包围的部分，普通内镜白光观察无法识别范围

图 1 **ⓑ**　**图 1 ⓐ 中口侧部分的 NBI 放大观察图**　白色箭头为癌

图 1 **ⓒ**　**图 1 ⓐ 中肛侧部分的 NBI 放大观察图**　白色箭头为癌

图 1 **ⓓ**　**图 1 ⓒ 的病理图**　蓝线内为癌的腺管

大内镜观察与周围相似的胃炎样癌的典型病例。

A　普通内镜白光观察下类似胃炎样表现的癌

　　除菌后第 7 年的病例。对胃体中部大弯后壁的发红部位进行活检，诊断为 Group5 (tub1)。但是因为癌和周围黏膜的边界不清晰，于是被介绍到笔者科室。虽然经过 NBI 放大内镜观察也明确了癌的范围如图 1 ⓐ 中白色箭头所指，但是如果仅通过普通内镜白光观察，除中心部发红以外，只能看到胃炎样的改变（图 1 ⓐ）。尽管通过 NBI 放大内镜观察癌的进展范围可以看到一部分清晰的界限（图 1 ⓑ，白色箭头），但也同样存在与周围胃炎黏膜难以区分的部位（图 1 ⓒ，白色箭头）。病理图可见癌的表层被覆非癌上皮，与癌腺管形成了马赛克样结构（图 1 ⓓ）。

B　NBI 放大内镜观察下与周围类似的胃炎样表现的癌

　　除菌后第 5 年的病例。胃体下部大弯散在的隆起和色调差异是病变所在（图 2 ⓐ、ⓑ，白色箭头），但应用 NBI 观察，黏膜的形态和周围背景黏膜非常一致，结果误诊为胃炎（图 2 ⓒ，白色箭头）。最高倍放大观察虽然可以根据白色区域的形状不均一、方向性不同以及不清晰化疑为肿瘤。但开始时一眼看上去，也仅仅是胃炎样的改变（图 2 ⓓ）。

　　病理图可见，虽然表层的大部分为癌上皮被覆（图 2 ⓔ），但非癌腺管已经延伸至表层附近，甚至还可以看见部分已经露出于表层（图 2 ⓕ）。

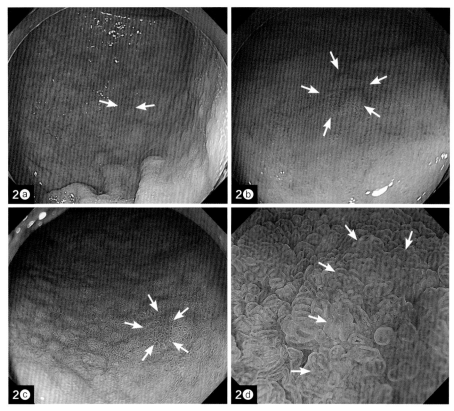

图 2 ⓐ　**胃体下部大弯的病变**　可见白色箭头处的隆起
图 2 ⓑ　接近观察可更加明显地见到白色箭头围绕部分的病变
图 2 ⓒ　NBI 观察图　白色箭头为病变
图 2 ⓓ　NBI 放大观察图　白色箭头为癌

专栏 4	进行除菌治疗的好处和注意事项

　　在本书中虽然指出了"除菌后发现胃癌表现为胃炎样改变"和"范围诊断困难的病例较多"这两点，但是并不能因此而对于是否进行除菌治疗而犹豫不决。相反，更应该采取更加积极的态度。除菌治疗使浑浊黏液消失、弥漫性发红以及皱襞肿大也都消退了，内镜下观察较活动期更加清晰，同时也显著减少了消化性溃疡的发生。

　　除菌治疗纳入医疗保险前，消化性溃疡的治疗是非常困难的。如果不维持治疗一定会出现再发，因自行中断治疗导致患者呕血而被急救车送来医院的情况也是家常便饭。因除菌治疗使得"既往感染者＝慢性非活动性胃炎的病例"数量增加，这是我们所盼望的。但是应当注意的是，既往感染者中也有发生胃癌的病例，

且这种病例与以往的胃癌多少有些不同。不过，除菌后发现胃癌的特征表现，还是有原发胃癌的病变特点的，而且其特征表现只是在除菌后被强化才显现出来。

　　笔者针对除菌治疗的想法如下所述。因为已经掌握了简单容易的 H.p 除菌方法，所以，如果家族中有 1 人感染 H.p 而导致发生胃癌，那么当然就要考虑在 H.p 可能传染给其他家人之前进行除菌治疗。对于除菌后可能发生胃癌的情况也应实行预防对策。这可以让除菌后发现胃癌的诊断更加完善。笔者认为将最近 15 年间出现的、内镜下表现与以往不同的胃癌全都诊断并切除，这是继能够检测 H.p，并能使用精湛除菌疗法之后的下一项重要任务。

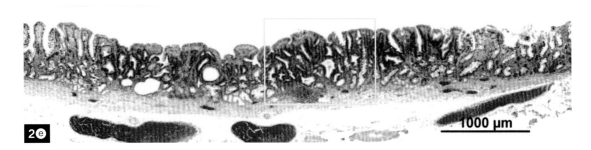

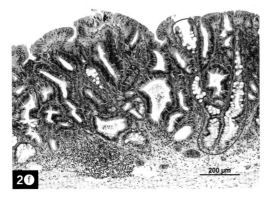

图 2 **e**　**病理图（低倍放大）**
图 2 **f**　**图 2 e 中黄色框的高倍放大图**　蓝色线内为非癌腺管

表 2　表层覆盖非癌上皮的除菌后病例与非除菌病例之间的不同比例（引自文献 25）

表层覆盖非癌上皮的比例	除菌病例（n = 24）	非除菌病例（n = 47）	*P* 值
癌区域 ≤ 10% 以下的面积	33.3%（8/24）	93.6%（44/47）	<0.001
癌区域 >10% 并且 ≤ 50% 的面积	54.2%（13/24）	6.4%（3/47）	<0.001
癌区域 >50% 的面积	12.5%（3/24）	0（0/47）	0.013

表 3　除菌

表层覆盖非癌上皮的比例	A（n = 9）	B（n = 10）	C（n = 13）	ABC 之外（n = 8）
癌区域 ≤ 10% 以下的面积	0（0/9）	0（0/10）	7.7%（1/13）	87.5%（7/8）
癌区域 >10% 并且 ≤ 50% 的面积	77.8%（7/9）	70.0%（7/10）	69.2%（9/13）	12.5%（1/8）
癌区域 >50% 的面积	22.2%（2/9）	30.0%（3/10）	23.1%（3/13）	0（0/8）

A、B 和 C 所示的癌与 ABC 之外的癌相比较，癌区域表层覆盖非癌上皮的比例 >10% 的情况明显增高（*P*<0.001）
A. 普通内镜白光下呈胃炎样改变
B. NBI 放大观察癌的边缘呈胃炎样改变
C. NBI 放大观察癌区域呈胃炎样改变

　　Saka 团队就除菌后发现胃癌内镜下呈胃炎样改变这个现象，从组织学方面进行了研究。他们把癌表层覆盖非癌上皮这一现象作为重点，研究了该现象出现频率的变化，最终得出除菌后病例与非除菌病例相比，频率显著增高（表 2）。还进一步了解到在除菌后发现胃癌中，无胃炎样改变胃癌的表层非癌上皮覆盖比例比较低（表 3）。

　　本书将除菌后发现胃癌之所以出现前面所述内镜下表现的原因，从组织学特点分析，归纳为 3 点：①表层癌上皮和非癌上皮像马赛克一样混杂在一起的现象；

②在黏膜深部存在的非癌腺管伸长到表层的现象；③非癌上皮完全覆盖癌表层。癌在非癌上皮下进展的现象下面章节将分别进行说明。

2 癌上皮和非癌上皮的马赛克现象

普通内镜白光观察癌的区域不明确、NBI 放大内镜观察呈胃炎样改变的情况，在病理图中通常都表现为癌腺管和非癌腺管相互混杂的马赛克样改变。笔者团队将之称为马赛克现象。腺窝之间是非癌，腺窝处是癌，并且表层部分被非癌上皮覆盖，非癌上皮下可见癌腺管，因为这些形成了马赛克样的特征性改变。

病例 A

除菌后第 3 年，胃体中部小弯一处微微隆起的 0-IIa + IIb 病变（图 3 ⓐ）。病变的口侧是 IIb，放大观察呈胃炎样改变，所以对范围的判断要极为慎重。小弯中心部的背景黏膜呈伴有亮蓝嵴（light blue crest，LBC）的管状模样。而癌的部分在白色区域基础上伴有各种各样的改变，白色区域的形状也不均一，可以判断范围（图 3 ⓑ，白色箭头为癌）。这个部位的病理图可见表层有癌和非癌上皮被覆，呈马赛克样改变（图 3 ⓒ，蓝色虚线部分的表层是非癌上皮）。后壁侧也同样应用放大内镜确定了病变范围（图 3 ⓓ，白色箭头为癌）。这个部分的病理图也呈同样的马赛克样改变（图 3 ⓔ，蓝色虚线部分的表层是非癌上皮）。

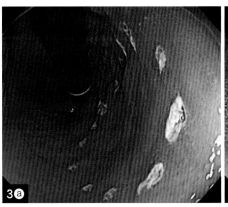

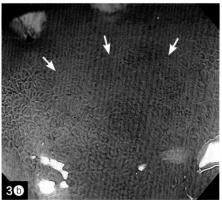

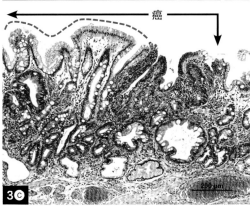

图 3 ⓐ　**胃体中部小弯的病变**　ESD 时的图片，可见周围的标记（引自文献 25）

图 3 ⓑ　**癌的口侧边界处的 NBI 放大观察图**　白色箭头为癌

图 3 ⓒ　**图 3 ⓑ 的病理图**　蓝色虚线部分的表层是非癌上皮

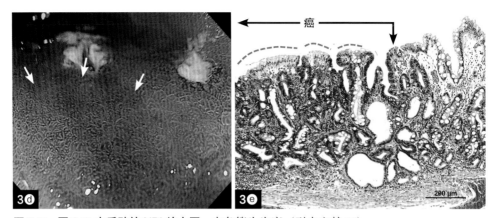

图 3 ⓓ　**图 3 ⓑ 中后壁的 NBI 放大图**　白色箭头为癌（引自文献 25）
图 3 ⓔ　**图 3 ⓓ 的病理图**　蓝色虚线部分的表层是非癌上皮

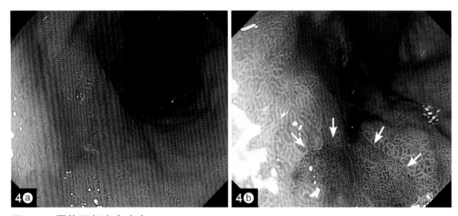

图 4 ⓐ　**胃体下部小弯病变**
图 4 ⓑ　**癌的口侧的 NBI 放大图（低倍放大）**　白色箭头为癌

病例 B

　　除菌后第 5 年，因为在胃体下部小弯的发红凹陷部位取活检提示诊断为 Group 5（tub1）而被介绍至我院。病变很明显，诊断为 0-Ⅱc（图 4 ⓐ）。癌的口侧白色区域虽然呈胃炎样的改变，但与背景黏膜相比存在明显的不同，很容易确定病变的范围（图 4 ⓑ、ⓒ，白色箭头为癌）。前壁与周围黏膜相比也存在明显不同，癌和非癌的界限也很清晰。另外，还能看到活检后的瘢痕（图 4 ⓓ，白色箭头右上为癌，黄色箭头为活检瘢痕）。肛侧白色区域形状不均一且伴有方向性不同，癌和非癌的界限同样很清晰（图 4 ⓔ，白色箭头上方为癌）。然而，后壁的口侧虽然也与背景黏膜不同，但与胃炎的表现极为相似（图 4 ⓕ，白色箭头左侧为癌），并且内部黏膜与背景黏膜的胃炎表现完全相同（图 4 ⓕ，黄色箭头）。观察局部的病理图（图 4 ⓖ），随着放大倍数的增加，可见表层的非癌上皮和癌上皮呈现出马赛克样改变（图 4 ⓗ，蓝色虚线部分的表层是非癌上皮）。观察后壁肛侧，追查与背景黏膜不同的癌的边界，癌的部分同样呈胃炎样的改变。对于初学者来说诊断困难的放大内镜连续出现（图 4 ⓘ，白色箭头左下为癌）。观察同一部位的病理图（图 4 ⓙ），随着放大倍数的增加，可见非癌上皮和癌上皮呈现的马赛克现象（图 4 ⓚ，蓝色虚线部分的表层是非癌上皮）。

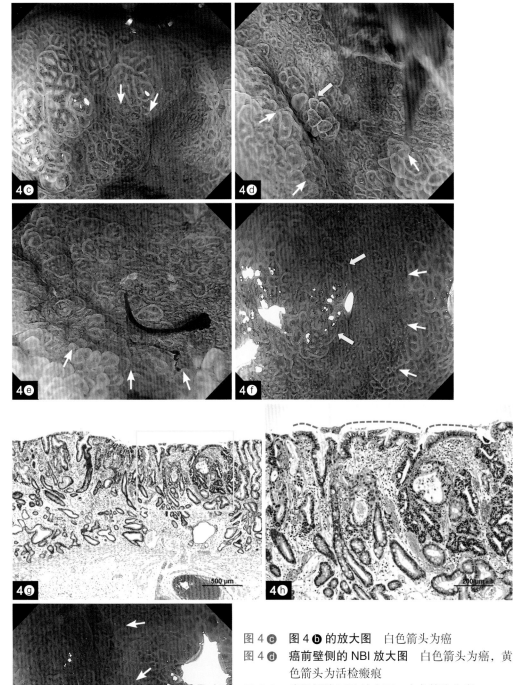

图 4 **c** 　图 4 **b** 的放大图　白色箭头为癌

图 4 **d** 　癌前壁侧的 NBI 放大图　白色箭头为癌，黄色箭头为活检瘢痕

图 4 **e** 　癌肛侧的 NBI 放大图　白色箭头为癌

图 4 **f** 　癌后壁口侧的 NBI 放大图　白色箭头为癌，黄色箭头所指与背景黏膜的胃炎极为相似

图 4 **g** 　图 4 **f** 的病理图（低倍放大）

图 4 **h** 　图 4 **g** 中黄色框的高倍放大图　蓝色虚线部分的表层是非癌上皮

图 4 **i** 　后壁肛侧的 NBI 放大图　白色箭头为癌

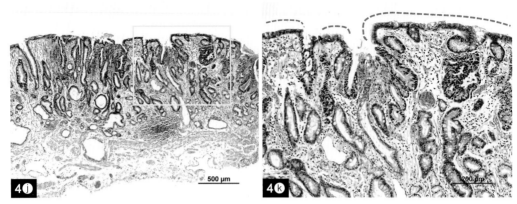

图 4 ❶　图 4 ❶ 的病理图 （低倍放大）

图 4 ❷　图 4 ❶ 中黄色框的高倍放大图　蓝色虚线部分的表层是非癌上皮

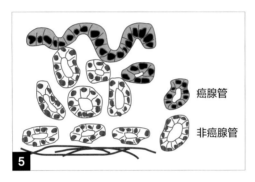

图 5　非癌腺管伸长现象的病理示意图

3 非癌腺管的伸长现象

胃炎样病变在普通内镜白光和 NBI 放大内镜中都缺乏诊断为癌的依据时，病理图可见非癌腺管向表层伸长，好像癌上皮仅仅存在于表层一般难以解释的现象（图5）。

笔者认为这时表层的癌上皮就会表现为像非癌腺管的构造所呈现的形态。结果，在病变表层的观察中，癌黏膜会与胃炎极为相似。

病例

除菌后第 1 年，白光下可见胃体中部小弯一些凹凸不平及色调的变化，并不能确定是胃癌，同时也不能明确病变的范围（图 6ⓐ）。但行 NBI 放大后，可判断癌的存在（图 6ⓑ，黄色箭头右上方为癌）。但是在低倍放大时，癌的区域还是呈胃炎样改变（图 6ⓒ，黄色箭头右侧为癌）。普通内镜白光观察无法确定癌的范围，只有在 NBI 放大时，才在后壁侧发现与周围背景不同的黏膜模样，从而判断出癌的区域（图 6ⓓ，黄色箭头右上方为癌）。在此部位进一步放大观察，可见白色区域的形状不均一，方向性不同，部分模糊不清以及血管走行的异常，能够比较清晰地判断癌的区域（图 6ⓔ，黄色箭头上方为癌）。后壁部分的 ESD 切除标本的病理图（图 6ⓕ）可见黏膜表层的 1/3 是癌腺管，深部的 2/3 均为非癌腺管（图 6ⓖ，蓝线以内为非癌腺管）。

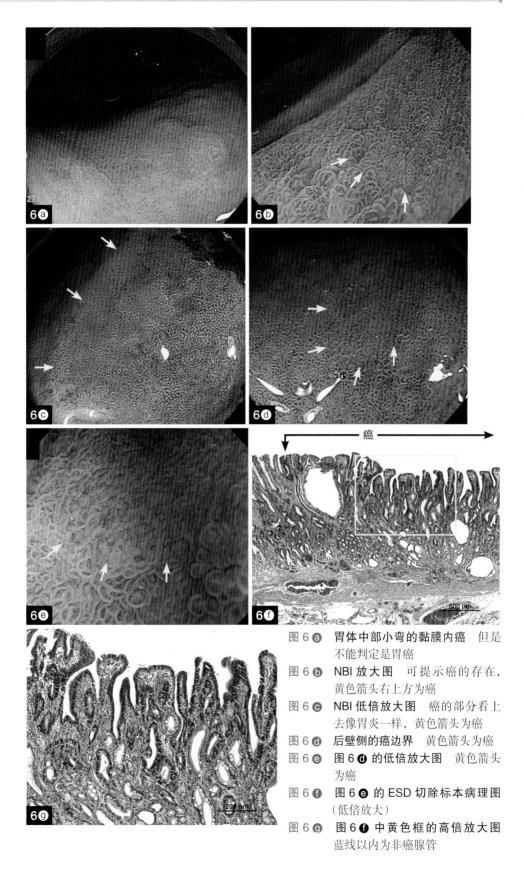

图 6 ⓐ **胃体中部小弯的黏膜内癌** 但是不能判定是胃癌

图 6 ⓑ **NBI 放大图** 可提示癌的存在，黄色箭头右上方为癌

图 6 ⓒ **NBI 低倍放大图** 癌的部分看上去像胃炎一样，黄色箭头为癌

图 6 ⓓ **后壁侧的癌边界** 黄色箭头为癌

图 6 ⓔ **图 6 ⓓ 的低倍放大图** 黄色箭头为癌

图 6 ⓕ **图 6 ⓔ 的 ESD 切除标本病理图**（低倍放大）

图 6 ⓖ **图 6 ⓕ 中黄色框的高倍放大图** 蓝线以内为非癌腺管

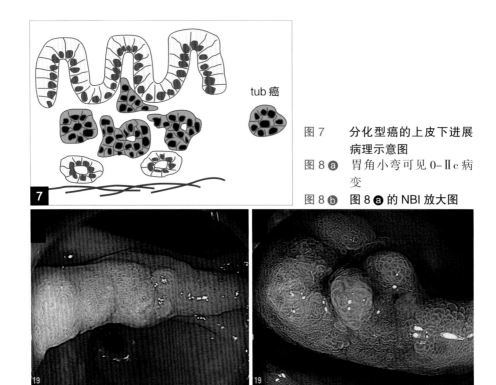

图 7　　分化型癌的上皮下进展
　　　　病理示意图
图 8 ⓐ　胃角小弯可见 0-Ⅱc 病
　　　　变
图 8 ⓑ　图 8 ⓐ 的 NBI 放大图

4　分化型癌的上皮下进展

A　什么是分化型癌的上皮下进展

在分化型胃癌当中，也有像未分化型胃癌那样表层被覆非癌上皮，癌向深部进展的情况（图 7）。笔者认为对于这样的癌的范围诊断要加倍小心。

病例

在当地医院发现胃角小弯处 0-Ⅱc 的病变（活检后病理提示 Group 5，tub2），而被介绍至本院。普通胃镜白光下可确认胃角小弯处 0 - Ⅱc 病变（图 8ⓐ），NBI 放大可诊断为癌（图 8ⓑ）。但是无法明确周围是否存在 Ⅱb 的病变（图 8ⓒ）。经靛胭脂喷洒，可见前壁的胃小区粗大化（图 8ⓓ，黄色箭头）。通常非癌上皮下有癌的进展后，非癌上皮的腺窝之间的部分变得宽阔，胃小区也会有粗大化的倾向。本图就有这种可能，NBI 放大也观察到了腺窝间部分的扩大化（图 8ⓔ，白色箭头）。将靛胭脂冲洗干净后再 NBI 放大，可见形状不均一、方向性不同且粗大化的腺窝间部分（图 8ⓕ，白色箭头），所以判断癌也浸润到此。经 ESD 手术后，将该部位标本行病理检查，可见黏膜表层被非癌上皮覆盖，而上皮下有中分化管状腺癌沿水平方向向周围扩展（图 8ⓖ、ⓗ）。

本病例未进行过除菌治疗，但在行 ESD 手术时所留存的图片可以看出色调逆转现象（图 8ⓘ，黄色箭头），从而推测曾经有过 *H.p* 感染，而 ESD 时 *H.p* 已经阴性。

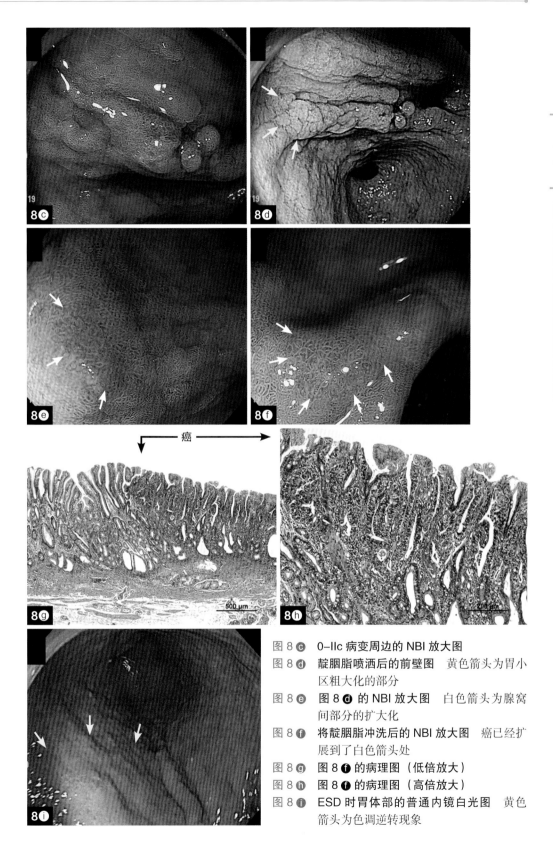

图 8 ⓒ 0-IIc 病变周边的 NBI 放大图

图 8 ⓓ 靛胭脂喷洒后的前壁图 黄色箭头为胃小区粗大化的部分

图 8 ⓔ 图 8 ⓓ 的 NBI 放大图 白色箭头为腺窝间部分的扩大化

图 8 ⓕ 将靛胭脂冲洗后的 NBI 放大图 癌已经扩展到了白色箭头处

图 8 ⓖ 图 8 ⓕ 的病理图（低倍放大）

图 8 ⓗ 图 8 ⓕ 的病理图（高倍放大）

图 8 ⓘ ESD 时胃体部的普通内镜白光图 黄色箭头为色调逆转现象

表 4　笔者（八木）医院的 16 例上皮下进展分化型胃癌的除菌既往史和 *H.pylori*-status

上皮下进展的分化型胃癌				
ESD 日期	组织分型	除菌时间	ESD 后的粪便抗原	内镜诊断
① 2009 年 3 月	tub2		阴性	阴性：色调逆转现象
② 2010 年 1 月	tub2			阴性：色调逆转现象
③ 2010 年 3 月	tub2			阳性
④ 2010 年 3 月	tub2			阴性：色调逆转现象
⑤ 2010 年 4 月	tub2	除菌后 7 年		
⑥ 2011 年 11 月	tub1	除菌后 5 年		
⑦ 2012 年 5 月	tub2			阳性
⑧ 2012 年 5 月	tub1			阴性：色调逆转现象
⑨ 2012 年 6 月	tub1		阴性	阴性：色调逆转现象
⑩ 2012 年 7 月	tub1	除菌后 3 年		
⑪ 2013 年 9 月	tub2	除菌后 6 年		
⑫ 2013 年 11 月	tub2	除菌后 5 年		
⑬ 2014 年 4 月	tub1		阳性	
⑭ 2014 年 4 月	tub2	除菌后 1 年		
⑮ 2014 年 12 月	tub2	除菌后 11 年		
⑯ 2015 年 1 月	tub2	除菌后 2 年		

B　分化型癌的上皮下进展的病例

　　笔者（八木）医院截止到现在共发现 16 例上皮下进展的分化型胃癌。其中 8 例是除菌后的病例。而另外 8 例，虽然 ESD 前未进行 *H.p* 检查，但如前所述，在普通内镜白光观察提示色调逆转现象的有 5 例（表 4）。把这些作为有过 *H.p* 感染的现有阴性病例来算，16 例中 *H.p* 阴性的就有 13 例（81%），所以认为这个类型的癌与 *H.p* 阴性化密切相关。

C 上皮下进展分化型胃癌的病例展示

> **病例**

　　7 年前进行了除菌治疗，从此，每年一次行内镜检查，可见胃体中部小弯处的凹陷性病变（图 9 **ⓐ**）。病变周围可见有圆形开口的黏膜从而认定是胃底腺黏膜（图 9 **ⓑ**）。凹陷处的放大观察可见圆形或者棒状的白色区域，密度高、形状不均一且排列不整齐（图 9 **ⓒ**），疑为圆筒状的癌腺管，即高分化管状腺癌，活检后病理诊断为 Group 5 (tub1)。放大内镜清晰可见背景黏膜为胃底腺黏膜，而凹陷处周围黏膜呈管状模样，还可见胃底腺的缺失（图 9 **ⓓ**，白色箭头）。凹陷处已经确定为癌，而胃底腺的缺失则考虑为癌已经进展到了固有腺部分。图 9 **ⓓ** 中白色箭头所指即应诊断为癌已经上皮下进展，所以进行了ESD 治疗。

　　标本以图 9 **ⓔ** 中黄色虚线作为切割线，前壁侧的癌置换了胃底腺一样进展到了上皮下，凹陷处的癌则直接暴露于黏膜表面（图 9 **ⓕ**，蓝色线内为癌，黑色箭头为已经暴露于表面的癌）。后壁侧也是这样，癌像置换胃底腺一样向上皮下进展（图 9 **ⓖ**，蓝色线内为癌，黑色箭头为已经暴露于表面的癌）。具体可见 B、C、F 局部的高倍放大病理图（图 9 **ⓗ** ~ **ⓙ**，蓝色线内为已经进展到非肿瘤上皮下的癌腺管）。

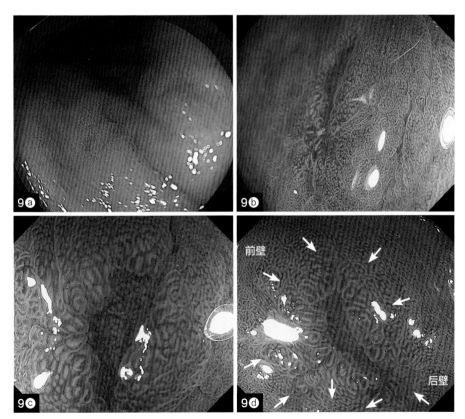

图 9 **ⓐ**　胃体中部小弯的凹陷性病变
图 9 **ⓑ**　病变处和周边的 NBI 低倍放大观察图
图 9 **ⓒ**　凹陷处的 NBI 放大观察图
图 9 **ⓓ**　病变处和周边的 NBI 低倍放大观察图　白色箭头处胃底腺已经消失

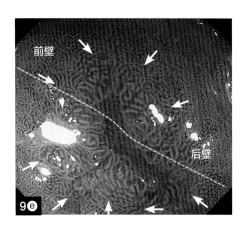

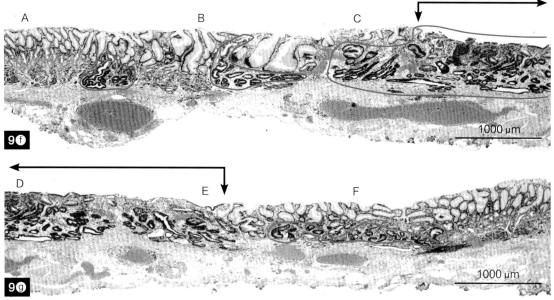

图 9 ⓔ 黄色虚线为病理标本切割线

图 9 ⓕ 图 9 ⓔ 中切割线（黄色虚线）前壁侧的病理图 蓝色线内为癌，黑色箭头为已经暴露于表面的癌

图 9 ⓖ 图 9 ⓔ 中切割线（黄色虚线）后壁侧的病理图 蓝色线内为癌，黑色箭头为已经暴露于表面的癌

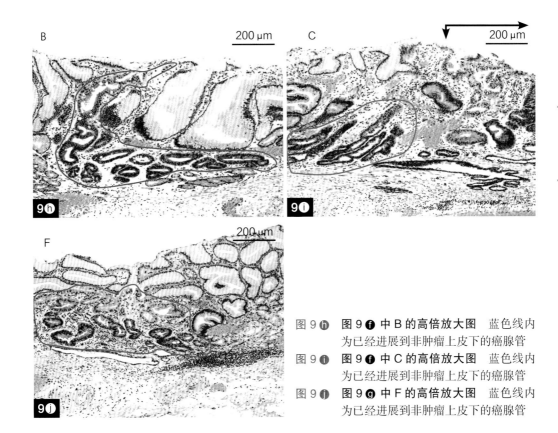

图 9 ⓗ 　**图 9 ⓕ 中 B 的高倍放大图**　蓝色线内为已经进展到非肿瘤上皮下的癌腺管

图 9 ⓘ 　**图 9 ⓕ 中 C 的高倍放大图**　蓝色线内为已经进展到非肿瘤上皮下的癌腺管

图 9 ⓙ 　**图 9 ⓖ 中 F 的高倍放大图**　蓝色线内为已经进展到非肿瘤上皮下的癌腺管

5　内镜下除菌后发现胃癌的高风险表现有哪些

A　除菌后病例的木村－竹本分型

在除菌后的病例中，有 10 余年也不发生胃癌的，也有没过几年就新发胃癌的。

如果能够通过内镜下的表现判断是否存在胃癌的高风险，对于日常临床工作非常有帮助。我们推测胃体部广泛出现萎缩和肠上皮化生的病例存在胃癌高风险。

如果是这样，那么木村－竹本分型对于判断胃体部广泛萎缩的病例是否存在胃癌高风险能否适合呢？除菌后的病例中，木村－竹本分型的萎缩和病理上的萎缩不相符的情况比较多。

木村－竹本分型的萎缩和病理上萎缩的背离

笔者曾经报道过 NBI 放大内镜下的胃炎诊断（萎缩的程度和肠上皮化生的有无）与病理诊断极为相近。于是也尝试应用木村－竹本分型对除菌后病例进行萎缩的有无（即胃体小弯处胃底腺的有无）的判断，而应用 NBI 放大观察替代病理诊断明确胃底腺的有无，研究两者结果是否一致。观察部位是胃体下部小弯。最终，51 例中有 24 例两者结果完全不一致，详见以下几个病例。

37

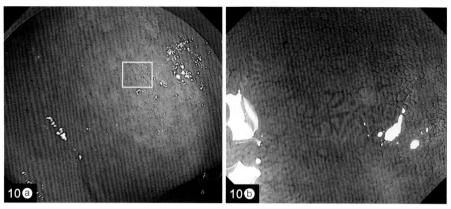

图 10 ⓐ 胃体下部到中部小弯的普通内镜白光图

图 10 ⓑ 图 10 ⓐ 中黄色框的放大图

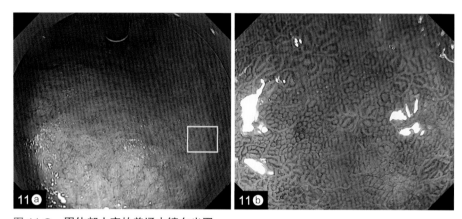

图 11 ⓐ 胃体部小弯的普通内镜白光图

图 11 ⓑ 图 11 ⓐ 中黄色框的放大观察图

病例 A

　　胃体下部小弯褐色，可见少许树枝样血管，按木村－竹本分型属于萎缩的表现（图 10ⓐ），但是此部位经过 NBI 放大后，大体上还是胃底腺黏膜（图 10ⓑ）。

病例 B

　　胃体部小弯有广泛褐色，可见树枝样血管，按木村－竹本分型属于萎缩的表现（图 11 ⓐ），但胃体下部小弯可见比较广泛的胃底腺黏膜（也混有一些萎缩的表现）的分布（图 11 ⓑ）。

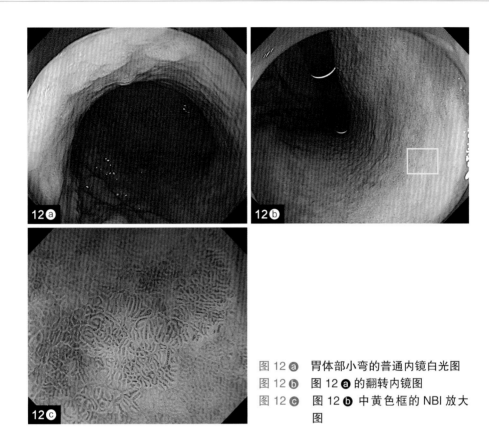

图 12 ⓐ　胃体部小弯的普通内镜白光图

图 12 ⓑ　图 12 ⓐ 的翻转内镜图

图 12 ⓒ　图 12 ⓑ 中黄色框的 NBI 放大图

病例 C

　　胃体部小弯虽然可见褪色，但看不到树枝样血管，按木村 – 竹本分型不属于萎缩的黏膜表现（图 12 ⓐ、ⓑ）。然而，NBI 放大可见管状模样，在 A–B 分型中属于 A-1 的黏膜表现，即胃底腺消失的萎缩黏膜（图 12 ⓒ）。进一步观察可见 LBC，说明混有肠上皮化生（图 12 ⓒ）。

　　像以上的病例一样，应用木村—竹本分型判断除菌后病例中萎缩黏膜的分布情况并不准确，也不能用来判断除菌后胃癌的风险。

B　色调逆转现象与除菌后发现胃癌的关系

(1)　色素逆转现象的组织学意义

　　通过 NBI 放大观察色调逆转现象（图 13 ⓐ）中萎缩部分的发红部位（图 13 ⓐ，黄色框），可见伴有 LBC 的肠上皮化生（图 13 ⓑ）。如前所述，色调逆转现象的发红部位相当于《胃炎的京都分型》中的"地图样发红"所指的部分。胃体部肠上皮化生集中的部位经除菌治疗后，残存的胃底腺黏膜的发红逐渐消失，而肠上皮化生的部分看上去相对发红。正因如此，在镜下才能观察到这种色调逆转现象，换句话说，除菌后发生色调逆转现象的胃，可能是发生胃体部广泛肠上皮化生的胃癌风险比较高的。于是笔者从 2015 年 10 月开始做了如下研究。

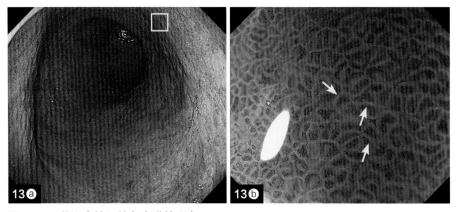

图 13 **a** 普通内镜下的色素逆转现象

图 13 **b** 图 13 **a** 黄色框的 NBI 放大图 黄色箭头为 LBC

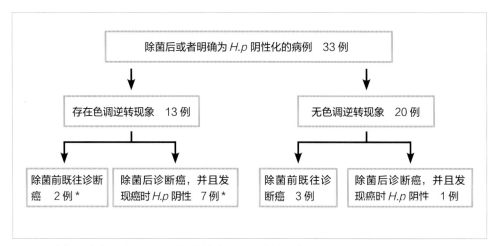

图 14 除菌后或者明确为 *H.p* 阴性化的病例色调逆转现象的有无与既往胃癌的研究

* 有一例除菌前后均有癌

(2) 除菌后、自然除菌后病例的色调逆转现象与胃癌关系的探讨

针对以往明确的除菌病例以及 *H.p* 消失的病例，研究了色调逆转现象的有无和胃癌的有无。胃癌按以下条件分为 3 组：①除菌前的胃癌；②除菌后的胃癌；③无除菌史，但是发现胃癌时 *H.p* 阴性。1 个月期间观察了 33 例（图 14）。其中 13 例发现色调逆转现象，13 例中 8 例存在癌变（图 14）。8 例中 7 例实施过除菌治疗，而且发现癌变时 *H.p* 阴性。其中 2 例在本研究中发现癌变。

另外，33 例中 20 例无色调逆转现象，20 例中有 4 例存在癌变。其中 1 例发现癌变时 *H.p* 阴性。

如上所述，胃癌中色调逆转现象多见，特别是倾向于经过除菌治疗后的除菌后发现胃癌中。这和预想的结果一致。但是让人惊讶的是，在此研究过程中新发现了 2 例除菌后发现胃癌，且此 2 例均为色调逆转阳性病例，下面对这 2 例病例进行介绍。

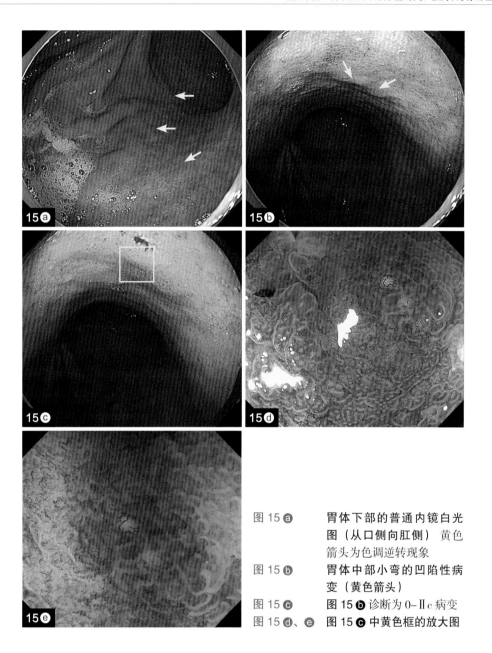

图 15 **ⓐ**　　　胃体下部的普通内镜白光
　　　　　　　图（从口侧向肛侧）黄色
　　　　　　　箭头为色调逆转现象

图 15 **ⓑ**　　　胃体中部小弯的凹陷性病
　　　　　　　变（黄色箭头）

图 15 **ⓒ**　　　图 15 **ⓑ** 诊断为 0–Ⅱc 病变

图 15 **ⓓ**、**ⓔ**　图 15 **ⓒ** 中黄色框的放大图

病例 A

　　既往因胃癌行 ESD 治疗。当时 UBT 和粪便抗原均确认为 *H.p* 阴性。似乎在当地医院接受过除菌治疗，但是因患者高龄，具体情况不详。

　　进行内镜检查时，胃体部可见色调逆转现象（图 15**ⓐ**，黄色箭头为色调逆转现象），胃体中部小弯可见凹陷性病变（图 15**ⓑ**，黄色箭头），确认为 0-Ⅱc 病变（图 15**ⓒ**，黄色框为放大部位），进行 NBI 放大（图 15**ⓓ**、**ⓔ**），虽然癌的界限不清晰，但是可见不规整的血管影、白色区域不清晰、白球外观（white globe appearance，WGA），据此诊断为分化型癌，活检后，结果显示 Group 5（tub1）。

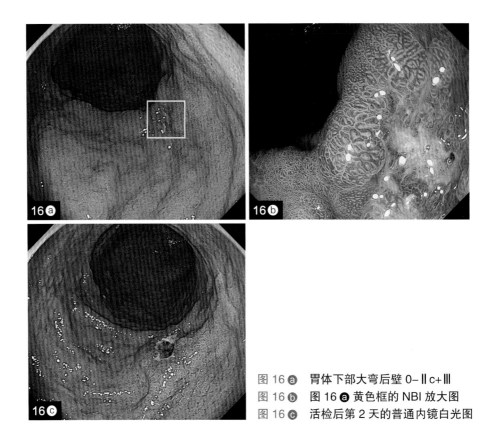

图 16 ⓐ　胃体下部大弯后壁 0-Ⅱc+Ⅲ
图 16 ⓑ　图 16 ⓐ 黄色框的 NBI 放大图
图 16 ⓒ　活检后第 2 天的普通内镜白光图

病例 B

　　几年前因胃癌实施 ESD。此次内镜检查时发现有色调逆转现象的胃黏膜中间带部位为 0-Ⅱc+Ⅲ（图 16 ⓐ，黄色框为图 16 ⓑ 的 NBI 放大部位）。NBI 放大确认在胃底腺黏膜和萎缩黏膜混合部位有癌灶（图 16 ⓑ），活检诊断为 Group 5 (tub2)。再次精查内镜时考虑病变为 0-Ⅲ（图 16 ⓒ），明确诊断为 SM 癌。实施外科手术治疗后，切除标本的病理确认为 SM 深部浸润癌（图 16 ⓓ）。此病例 1 年前也进行了内镜检查，癌变部位应该就是图 16 ⓔ 中黄色虚线的部位。但当年检查时，无论观察时的镜下所见，还是留取的多张照片都不能发现病变，只有中间带的凹凸不平。这个病例是漏诊除菌后发现胃癌的病例，也是 ESD 治疗时漏诊的第 1 例，是非常让人痛心的一次漏诊。

　　如上所述，虽然仅仅进行了 1 个月的研究，但是从结果中可以发现，正如我们预想的那样，色调逆转现象是除菌后发现胃癌的高风险所见，今后应当进一步研究。

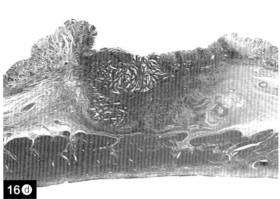 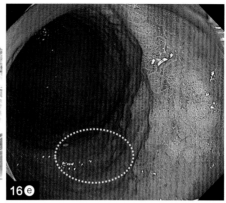

图 16 **ⓓ** 切除标本的病理图
图 16 **ⓔ** 1 年前的普通内镜白光图　考虑病变在黄色虚线处

第 3 章　除菌后发现胃癌的 15 个病例解析

本章从内镜的日常诊疗出发，指出每个除菌后发现胃癌的病例应该如何诊断。并且通过这些具体病例，分别讲解癌的表现、*H.p* 除菌后或自然除菌后 *H.p* 阴性的表现以及判断癌范围的重要表现等。

此外，在本章中也纳入了没有进行过 *H.p* 除菌治疗，而且 *H.p* 也为明确阴性的胃内看到了除菌后发现胃癌的特征性镜下表现的病例。

病例 1

60 余岁男性，在当地医院胃镜检查中提示胃窦小弯隆起型病变，活检后诊断为 Group 5 (tub1)，介绍至本院，既往未接受过 *H.p* 除菌治疗。

胃窦小弯处可见明确的隆起型病变（图 1 ⓐ，黄色箭头），但隆起表面呈胃炎样改变，隆起的周围也存在同样的胃炎样改变（图 1 ⓑ，白色箭头和粉红色箭头）。

> **要点 ❶**　胃炎样改变范围不明显的胃癌，必须确定有无 *H.p* 感染。

观察胃体下部大弯，可见腺交界部存在色调逆转现象（图 1 ⓒ，白色箭头）。在中间带的部位，可见来源于胃底腺黏膜的颗粒状隆起，即所见的凹凸不平（图 1 ⓓ，白色箭头）。这些征象就是普通内镜观察时 *H.p* 阴性的表现（色调逆转现象）。用 NBI 放大内镜观察已经白色化的胃底腺黏膜，可见排列规整的针孔样小点（图 1 ⓔ）。因此放大内镜下也能诊断 *H.p* 阴性。这应该是一个自然除菌的病例（后来的大便中抗原及 UBT 检查均为阴性）。

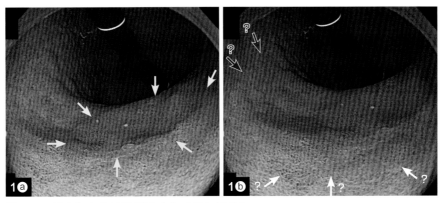

图 1 ⓐ　**胃窦部小弯的隆起型病变（黄色箭头）**
图 1 ⓑ　**可见隆起的周围黏膜表现和隆起本身几乎一致（白色和粉红色箭头）**

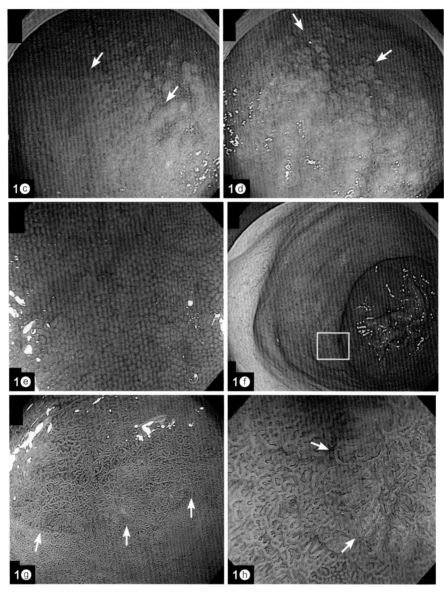

图 1 **ⓒ** 胃体下部大弯可见色调逆转现象（白色箭头）

图 1 **ⓓ** 在中间带的部位，可见来源于胃底腺黏膜的颗粒状隆起（白色箭头）

图 1 **ⓔ** NBI 放大观察可见排列整齐的针孔样小点（即圆形开口部）

图 1 **ⓕ** **胃窦前壁的白光图**

图 1 **ⓖ** **图 1 ⓕ 中黄色框的低倍放大图** 可见形状不一且方向性不同（白色箭头提示癌和非癌的边界）

图 1 **ⓗ** **图 1 ⓖ 的高倍放大图** 可见癌的区域不规整的 WOS

要 点 **❷** 一边想着能够看到除菌后发现胃癌（*H.p* 阴性胃癌）的内镜下图像，一边观察尤为重要。

因为觉得胃窦前壁黏膜一定有炎症存在，就正对着病变切换到了低倍放大观察。

图 1 **ⓕ**（黄色框）中的黏膜图案有所改变。虽说一眼看上去还是很清晰的炎性改变，

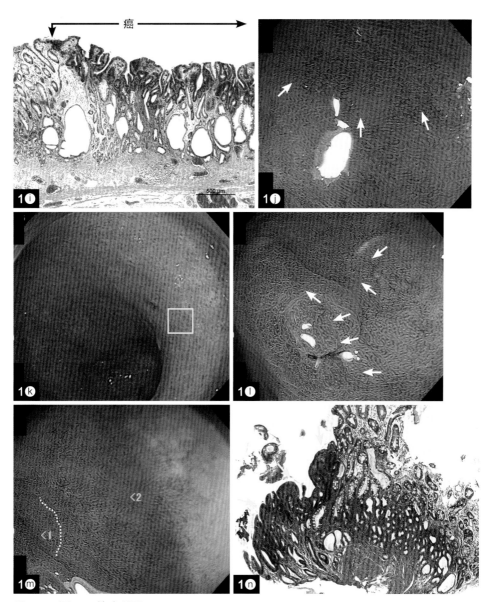

图 1 ⓘ 　图 1 ⓗ 的病理图

图 1 ⓙ 　胃窦小弯肛侧的放大观察（白色箭头为癌）

图 1 ⓚ 　后壁的白光观察

图 1 ⓛ 　图 1 ⓚ 中黄色框的低倍放大观察（白色箭头为癌）

图 1 ⓜ 　ESD 前为了明确病变范围的活检　1. 白色虚线左边是癌部位的活检；2. 右边是非癌部位的活检

图 1 ⓝ 　图 1 ⓜ 中 1 的病理图（黄色箭头是癌）　为了能尽量在边界活检，所以可以看到取到了不少非癌腺管

但是邻近的黏膜呈形状不均一及方向性不同等多样性变化（图 1 ⓖ，白色箭头提示癌和非癌的边界）。切换至高倍放大也可以确定癌和非癌的边界，可见癌的区域不规整的白色不透明物质（white opaque substance，WOS）（图 1 ⓗ，白色箭头提示癌），与后来 ESD 切除后的组织标本对比显示，这一部分属于非癌腺管的伸长现象（图

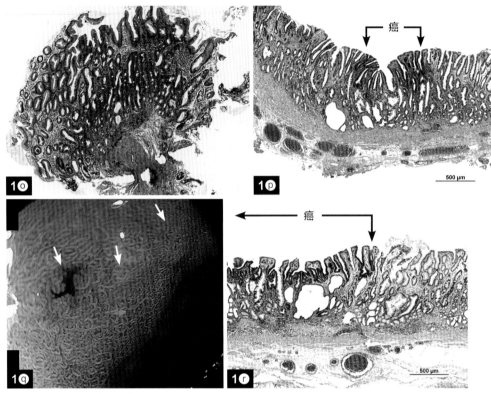

图 1 ⓞ　图 1 ⓜ 活检 2 的病理图

图 1 ⓟ　图 1 ⓜ 的 ESD 组织标本病理图

图 1 ⓠ　口侧的癌和非癌边界的放大图（白色箭头为癌）

图 1 ⓡ　图 1 ⓠ 的病理图

1 ⓘ）。正因如此，这部分的癌乍一看才像胃炎一样。

　　胃窦小弯肛侧也可见胃炎样改变，胃炎黏膜的背景图案缺失，诊断起来并不难（图 1 ⓙ，白色箭头为癌）。但是，后壁出现了边界极为难以分辨的区域（图 1 ⓚ），对图 1 ⓚ 的黄色框处进行放大观察，可见癌的部分有散在的圆形开口部，判断存在癌的管状腺管（图 1 ⓛ，白色箭头为癌）。

　　为进一步病理证实，分别在图 1 ⓜ图中所示 1、2 部位进行活检。结果提示 1 为 Group 5 的癌（图 1 ⓝ），2 为 Group1 的非癌（图 1 ⓞ）。

　　而对比观察后来进行 ESD 后的组织标本，也看到了非癌腺管的伸长现象（图 1 ⓟ）。

　　对于口侧癌的进展范围，因为癌的部分白色区域的形状不均一及方向性不同，并且血管紊乱，诊断起来很容易（图 1 ⓠ，白色箭头为癌），这一部分的组织标本病理图是图 1 ⓡ。

　　图 1 ⓢ是病变范围诊断后所做的标记。病理诊断为 adenocarcinoma（tub1），pT1a，ly（–），v（–）。pHM 0，pVM 0，Type 0–Ⅱa+Ⅱb，40mm × 25mm（图 1 ⓣ）。

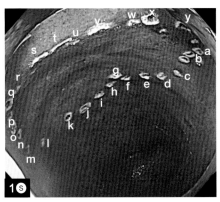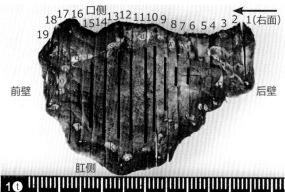

图 1 ⑤　病变范围诊断后所做的标记
图 1 ⑥　ESD 切除的标本　蓝色线为癌

除菌后发现胃癌的 15 个病例解析

病例 2

70 余岁女性，对其胃体下部小弯发红部位进行活检，诊断为 Group 5（tub1）后介绍至本院。既往除菌史不明确。因在胃体小弯处观察到色调逆转现象，故诊断为 *H.p* 阴性。（图 2 ⓐ黄色箭头为发红的萎缩带）

> **要 点❶** 由于色调逆转现象不用扩大内镜就能够诊断 *H.p* 阴性，因此是一种非常有用的特征表现。

粪便抗原阴性。胃体下部小弯可见与萎缩性胃炎不同的黏膜改变区域（图 2 ⓑ白色箭头内为癌），怀疑为癌的表现。用 NBI 放大内镜观察前壁口侧，可见由胃底腺黏膜圆形开口部组成的背景图像。不同的是，我们还观察到了圆形开口和管状模样混合存在的区域（图 2 ⓒ，白色箭头为癌），其混合分布不规整（图 2 ⓒ）。这是除菌后发现胃癌（包含自然除菌）的常见放大图像。

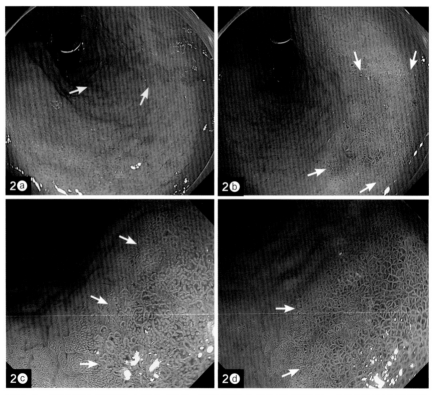

图 2 ⓐ **胃体部小弯普通内镜白光图** 黄色箭头为发红的萎缩带，可见色调逆转现象
图 2 ⓑ **胃体下部小弯普通内镜白光图** 白色箭头内为癌
图 2 ⓒ **胃体中部小弯前壁的 NBI 放大图** 白色箭头为癌
图 2 ⓓ **胃体下部小弯前壁的 NBI 放大图** 白色箭头为癌

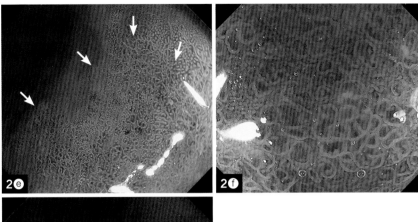

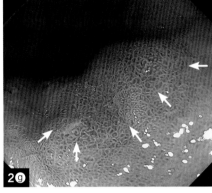

图 2 ⓔ　胃体中部小弯后壁的 NBI 放大
图　白色箭头下方为癌
图 2 ⓕ　图 2 ⓔ 的高倍放大图
图 2 ⓖ　胃角上部的 NBI 放大图　白色
箭头为癌

> **要点②**　圆形开口部和管状模样的不规整混合存在是 *H.p* 阴性化癌的特征表现之一，记住这点很重要。

　　移动至肛侧进行放大观察，可见由管状向颗粒状变化的区域（图 2 ⓓ，白色箭头为癌）。这部分区域的背景也是胃底腺黏膜。在除菌后发现胃癌中即便是有分化型胃癌，表现为胃底腺背景的情况也不少见。

　　移动至后壁侧进行放大观察，可见圆形开口部和管状模样混合存在的癌区域（图 2 ⓔ，白色箭头为癌）。将此部位高倍放大后可见白色区域、圆形开口部管状和颗粒状模样不规则混杂散在分布（图 2 ⓕ）。胃角上部非癌部分虽然也形成颗粒或管状模样，但癌的部分伴有形状不均一、方向性不同，因此可判断出肛侧的病变范围（图 2 ⓖ，白色箭头为癌）。进行 ESD，病理诊断为 adenocarcinoma（tub1），pT1a，ly（-），v（-），pHM 0，pVM 0，Type 0- Ⅱ a，45mm×30mm。

　　图 2 ⓗ是ⓔ中癌口侧的病理图（蓝线内为胃底腺、黑色箭头为癌）。背景为胃底腺黏膜。图 2 ⓔ中癌中心部的病理图提示，可能是幽门腺化生的非癌腺管上面有癌腺管的进展（图 2 ⓘ）。黏膜的表层 1/2 为癌。图 2 ⓖ中癌部位的病理图中，只有黏膜的表层 1/3 有癌的进展。其深部是肠上皮化生（图 2 ⓙ）。还可见散在的延伸到黏膜最表层的肠上皮化生。

　　该病变虽然在内镜观察下有类似胃炎的表现，但是与背景黏膜相比，诊断为癌且确定病变范围并不难。

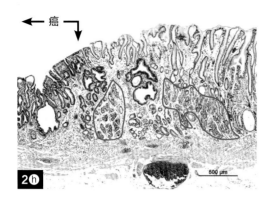

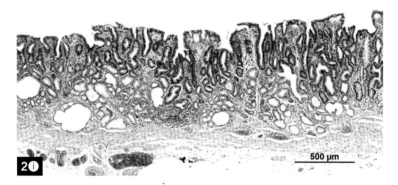

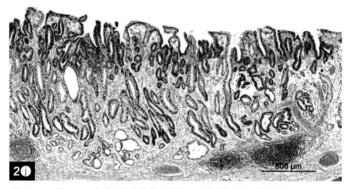

图 2 ⓗ　图 2 ⓔ 中癌口侧的病理图　蓝色线内为胃底腺
图 2 ⓘ　图 2 ⓔ 中癌中心部的病理图
图 2 ⓙ　图 2 ⓖ 中癌部位的病理图

病例 3

80余岁男性，因进食后哽噎感进行内镜检查。10余年前曾进行过除菌治疗，但是详细治疗经过不清楚。粪便抗原为阴性。

胃体部可见色调逆转现象（图3ⓐ），放大内镜可见针孔样小点（图3ⓑ），可确定 *H.p* 阴性。

胃角前壁可见褪色并微微隆起的病变（图3ⓒ，黄色箭头包围的部位为癌）。NBI放大可见隆起型病变主要由圆形开口部组成，与背景伴有LBC的管状模样的肠上皮化生显著不同（图3ⓓ，黄色箭头为癌）。高倍放大观察可见伴有散在LBC的多

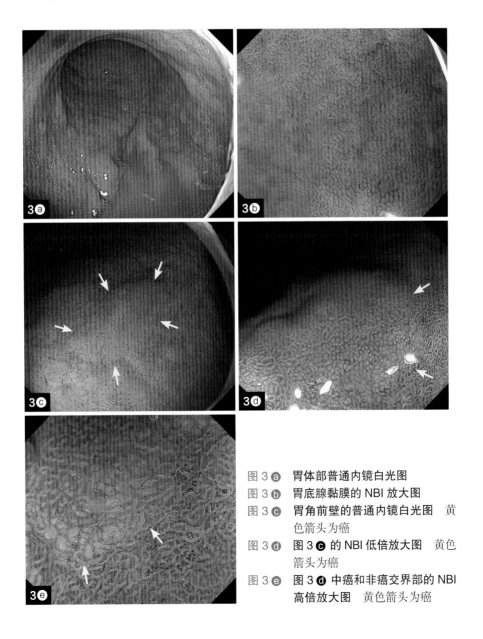

图3ⓐ　**胃体部普通内镜白光图**
图3ⓑ　**胃底腺黏膜的 NBI 放大图**
图3ⓒ　**胃角前壁的普通内镜白光图**　黄色箭头为癌
图3ⓓ　**图3ⓒ 的 NBI 低倍放大图**　黄色箭头为癌
图3ⓔ　**图3ⓓ 中癌和非癌交界部的 NBI 高倍放大图**　黄色箭头为癌

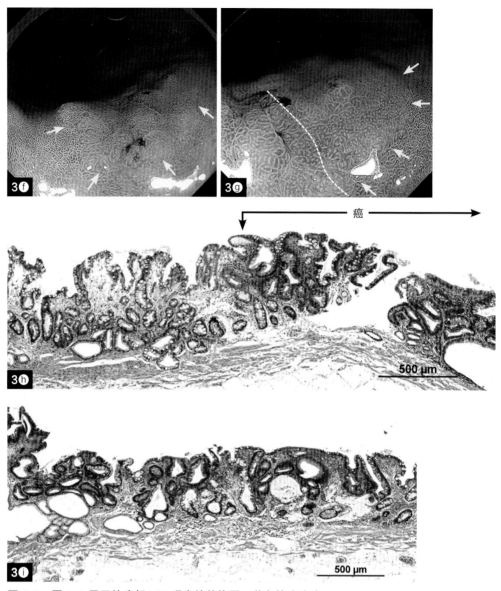

图 3 **f**　图 3 **c** 显示的癌部 NBI 观察的整体图　黄色箭头为癌
图 3 **g**　图 3 **f** 后壁侧的 NBI 低倍放大图　黄色箭头为癌，白色虚线为图 3 **h** 和图 3 **i** 切片的切割面
图 3 **h**　图 3 **g** 中白色虚线的肛侧切片　左侧为肛侧
图 3 **i**　图 3 **g** 白色虚线的切片　为图 3 **h** 的口侧，左侧为肛侧

种多样的白色区域（图 3 **e**，黄色箭头为癌）。

再次利用 NBI 对整体图像进行观察，褐色区域即为病变（图 3 **f**，黄色箭头为癌）。虽然癌的部位呈现与胃炎表现类似，但是与背景黏膜的表现完全不同。从多样性的黏膜模样混合存在的内镜下表现可以判断除菌后发现胃癌（图 3 **g**，黄色箭头为癌）。

要 点 当存在胃炎样改变时，如果有与周围黏膜模样不同的除菌后胃黏膜特殊表现时，应警惕除菌后发现胃癌。

图 3 **g** 的白色虚线的 ESD 切除后组织标本病理图像为图 3 **h**（箭头为癌，左侧为肛侧）。其口侧的癌部组织像为图 3 **i**（图 3 **i**，左侧为肛侧）。与图 3 **e** 相同，癌部也可见 LBC 表现。病理诊断为 adenocarcinoma（tub1）。pT1a，ly（–），v（–），pHM 0，pVM 0，Type 0–Ⅱa，23mm×15mm。

3

除菌后发现胃癌的 15 个病例解析

病例 4

　　60 余岁男性，4 年前进行了胃癌的 ESD 手术治疗。当时通过细菌培养和活检组织检查诊断为 *H.p* 阴性。此次粪便抗原检查也为阴性。

　　胃体下部前壁可见发白部分（图 4 ⓐ，黄色箭头为癌）。但是只能看到胃炎样的白色颗粒聚集（周围也是同样改变）。普通胃镜白光观察考虑为胃炎的改变（图 4 ⓑ，黄色箭头为癌）。但是切换为 NBI 观察，在病变区域可见褐色区域（图 4 ⓒ，黄色箭头为癌）。NBI 低倍放大也缺乏诊断癌的特征表现（图 4 ⓓ），但是随着放大倍数的增加，可见走行异常的血管（图 4 ⓔ，黄色箭头为异常血管）。白色区域形成的图像也可见形状不均一及方向不一致。

要　点❶　当诊断疑惑时，进行最大倍数的放大观察很有必要。

　　H.p 阴性的胃黏膜，即使没出现这样的内镜下图像，也应该考虑为肿瘤。但是，癌与非癌部的界限不清楚，并不像一条线一样可以清楚地划分开。

　　该病变部位的 ESD 组织像显示癌在黏膜表层的 1/2 呈跳跃性（图 4 ❶，箭头为

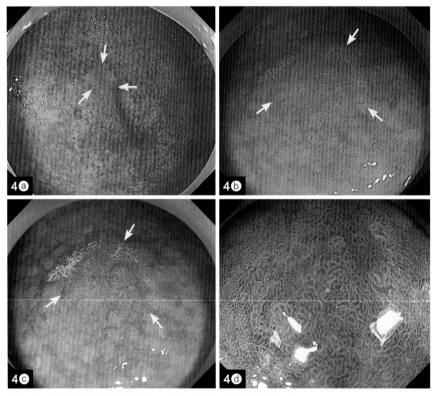

图 4 ⓐ　胃体下部前壁的普通内镜白光图　黄色箭头为癌
图 4 ⓑ　普通内镜的近处白光图　黄色箭头为癌
图 4 ⓒ　NBI 非放大图　黄色箭头为癌
图 4 ⓓ　NBI 低倍放大图

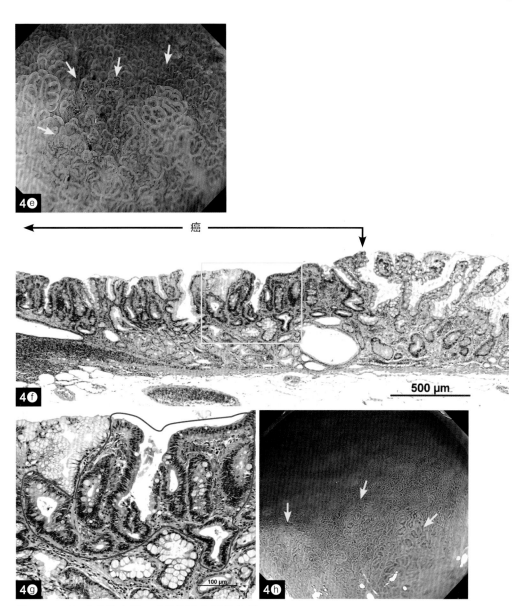

图 4 **e**　NBI 高倍放大图　黄色箭头为异常血管
图 4 **f**　图 4 **e** 的 ESD 组织标本病理图
图 4 **g**　图 4 **f** 中黄色框的高倍放大病理图　蓝色线内为癌腺管
图 4 **h**　NBI 放大观察图像　黄色箭头为癌

癌，黄色框为图 4 **g** 部位）。高倍放大观察可见癌和非癌腺管呈马赛克样混合存在（图 4 **g**）。

活检诊断为 tub1，进行了 ESD 治疗。这个病变范围的确定，需要仔细观察癌和背景黏膜的区别（图 4 **h**，黄色箭头为癌）。可见白色区域的形状不均一及方向不一致（图 4 **h**）。一眼望去，考虑胃炎可能的部分与其背景图像不同，黏膜形态也呈多样性变化，故诊断为癌（图 4 **i**，黄色箭头为癌）。

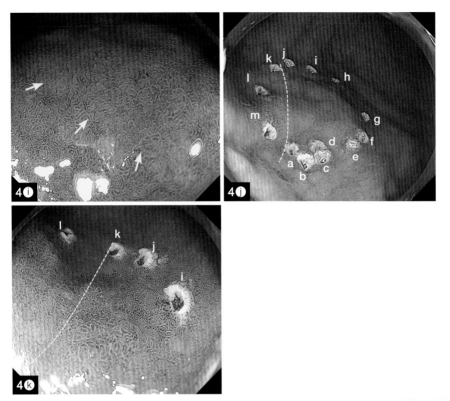

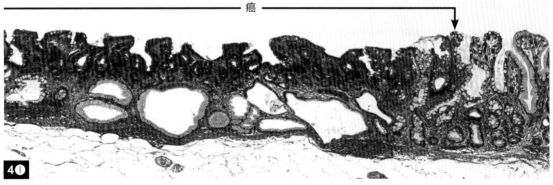

图 4 ❶　NBI 放大观察图　黄色箭头上方为癌

图 4 ❷　ESD 标记后的普通内镜白光图　黄色虚线为图 4 ❶ 的病理图

图 4 ❸　ESD 标记后的 NBI 放大图　黄色虚线与图 4 ❶ 的黄色虚线部分相同，是图 4 ❶ 的病理图

图 4 ❹　图 4 ❶ 和 4 ❸ 的黄色虚线的 ESD 组织标本病理图　右侧为标记 k 侧

> **要　点❷**　不仅仅是除菌后发现胃癌，针对病变范围诊断困难的胃癌，理解其背景黏膜的特征所见对诊断也非常重要。这才是真正意义上的对慢性胃炎放大内镜观察的完全掌握。

　　如上显示，ESD 治疗时，如图图 4 ❷ 做了标记（黄色虚线为图 4 ❹ 的切割线）。图 4 ❸ 显示的是图 4 ❷ 的标记 k 附近的 NBI 放大图。此部位的病理图为图 4 ❹（箭头为癌，右侧为标记 k 侧）。ESD 结果，病理诊断为 adenocarcinoma（tub1），pT1a，ly（-），v（-），pHM 0，pVM 0，Type 0-Ⅱa，17mm × 14mm。

80 余岁男性，13 年前进行过除菌治疗。于胃窦小弯隆起的部位活检，诊断为 Group 5（tub1），故介绍至本院。

在本院进行普通内镜检查发现胃体部有色调逆转现象（图 5 ❹）。另外，粪便抗原检查为阴性。诊断为 *H.p* 阴性。

胃窦小弯可见隆起型病变（图 5 ❺，黄色箭头），考虑为 0–Ⅱa 病变。但隆起的界限不明显，血管影消失，进行放大观察（图 5 ❺，白色箭头）。确定是除菌后发现胃癌。考虑有病变范围不明显的倾向，进一步放大观察，有伴随Ⅱb 的可能性。

> **要 点 ❶** 当癌的病变范围不明确时，通常要考虑有向外侧扩散的可能性。

隆起型病变的口侧与周围相比，可见色调偏褐色的黏膜（图 5 ❹，白色箭头为

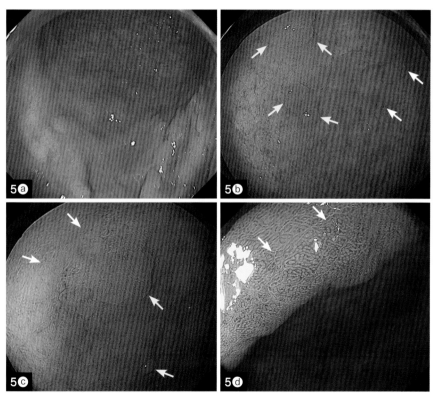

图 5 ❹ **胃体部的普通内镜像**
图 5 ❺ **前庭部小弯普通内镜图** 黄色箭头为 0–Ⅱa 病变，白色箭头为伴随的可疑 0–Ⅱb 病变
图 5 ❻ **前庭部小弯普通内镜近处图** 黄色箭头为 0–Ⅱa 病变，白色箭头为伴随的可疑 0–Ⅱb 病变
图 5 ❹ **图 5 ❻ 白色箭头的 NBI 放大图** 白色箭头为 0–Ⅱb 病变

3

除菌后发现胃癌的 15 个病例解析

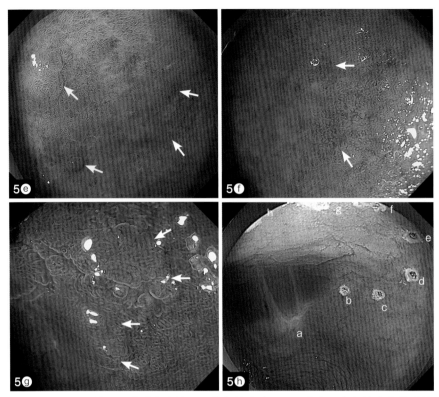

图 5 **e**　图 5 **b** 的 NBI 非放大内镜图　黄色箭头为 0-Ⅱa 病变，白色箭头为伴随的可疑 0-Ⅱb 病变

图 5 **f**　图 5 **e** 白色箭头部位的 NBI 低倍放大图　白色箭头为伴随的可疑 0-Ⅱb 病变

图 5 **g**　图 5 **f** 白色箭头的醋酸与靛胭脂染色三明治法 NBI 放大图　白色箭头左侧为伴随的 0-Ⅱb 病变。

图 5 **h**　醋酸与靛胭脂染色三明治法以及标记后的病变部位的普通内镜白光图

色调偏褐色的黏膜，黄色箭头为隆起病变）。此部位可见网眼状血管和圆形开口部病变，诊断可能是呈现网格样（mesh pattern）的高分化管状腺癌（图 5 **d**，白色箭头下方为癌）。NBI 观察图 5 **b** 的后壁（右侧），可见褐色区域（图 5 **e**，白色箭头）。接近观察，可见口径不同且走行不规整的血管分布，但不是很清晰（图 5 **f**，白色箭头为异常血管）。这样的图像不能作为诊断依据。因此在病变处进行了醋酸与靛胭脂染色三明治法处理 [1]。

> **要 点❷**　如果醋酸与靛胭脂染色三明治法也能够常规使用的话，就很方便。

　　如上所示，NBI 放大内镜观察也可以将呈现网格样的癌部位和周围的背景黏膜清楚地区分出来（图 5 **g**，白色箭头左侧为癌）。标记后，判断为伴随有更大范围的 0-Ⅱb 癌病变（图 5 **h**，靛胭脂染色的胃小区类型能够识别癌区域）。

　　ESD 结果，病理诊断为 adenocarcinoma（tub1），pT1a，ly（-），v（-），pHM 0，

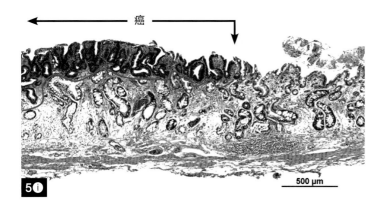

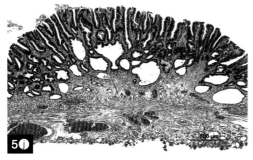

图 5 ❶ 　图 5 ❹ 的癌进展部位的病理图　蓝线的深层为非癌腺管
图 5 ❶ 　0-Ⅱa 病变部位的病理图

pVM 0，Type 0-Ⅱa+Ⅱb，45mm×40mm。

　　图 5 ❹ 中癌进展到黏膜上 1/3 表层的病理图（图 5 ❶），另外，隆起部分的病理图中其黏膜的大部分为癌（图 5 ❶）。

参考文献

[1]八木一芳，佐藤聡史，中村厚夫，他：早期胃癌の画像診断—範囲診断のための精密検査　NBI 併用拡大内視鏡と「化学的」内視鏡診断．胃と腸 44：663-674, 2009

　　在除菌后的病例中，萎缩、肠上皮化生、胃底腺呈马赛克样混杂在中间带的部位，所以黏膜看上去凹凸不平。放大内镜可见胃底腺形成的圆形小点、萎缩黏膜和肠上皮化生形成的管状模样，还有肠上皮化生形成的圆形小点（开口部伴有 LBC，与胃底腺不同），图像多种多样。在这些多样的黏膜表现中如果隐藏癌病灶，诊断起来是非常困难的。

病例 6

　　70 余岁男性，14 年前因胃溃疡进行除菌治疗。普通内镜白光下在胃体下部后壁大弯侧可见色调逆转现象，因此判断 *H.p* 阴性化（图 6 ⓐ）。胃角前后壁可见溃疡瘢痕（图 6 ⓐ）。中间凹凸不平的区域中可见色调偏褐色（图 6 ⓑ，白色粗箭头）及发红部分（图 6 ⓑ，黄色粗箭头）。NBI 低倍放大，可见黄色粗箭头部分为非癌部分，白色粗箭头为癌病变（图 6 ⓒ）。

> **要　点❶**　利用放大内镜进行筛查非常有用，能够在瞬间区分出胃炎和胃癌。

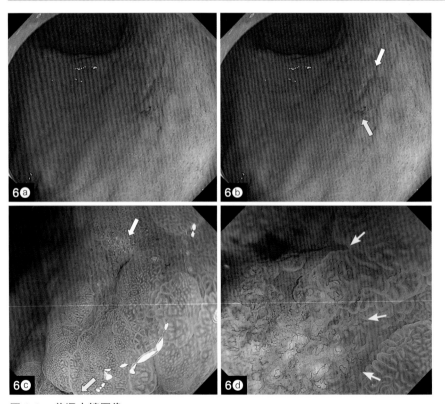

图 6 ⓐ　普通内镜图像
图 6 ⓑ　白色粗箭头：褪色；黄色粗箭头：发红
图 6 ⓒ　图 6 ⓑ 的 NBI 低倍放大图　白色粗箭头：褪色；黄色粗箭头：发红
图 6 ⓓ　NBI 放大观察图　黄色箭头为癌

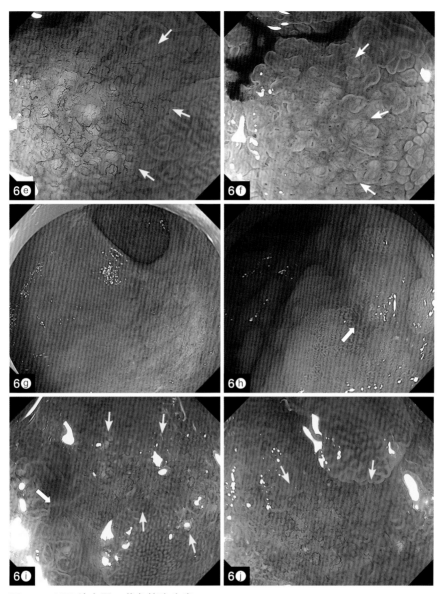

图 6 **e** NBI 放大图　黄色箭头为癌

图 6 **f** 醋酸染色的 NBI 放大图　白色箭头内侧为癌腺管形成的圆点

图 6 **g** ESD 时的普通内镜白光图

图 6 **h** 低倍放大内镜图　白色粗箭头为活检瘢痕部

图 6 **i** NBI 放大观察图　白色粗箭头为活检瘢痕部，黄色箭头内侧为癌

图 6 **j** NBI 放大观察图　黄色箭头为癌

　　背景黏膜可见胃底腺的圆形小点或萎缩黏膜的管状形态等多样性黏膜表现，无明显不规整。如果知道了这是除菌后的病例，就很容易理解这是除菌后中间带黏膜表现（图 6 **c**）。

　　增加放大倍数，可见有白色区域不清晰和血管不规整，很容易判断为癌，也可以做出范围诊断（图 6 **d**、**e**，黄色箭头为癌）。可见 WGA[1]。醋酸染色后，病变部

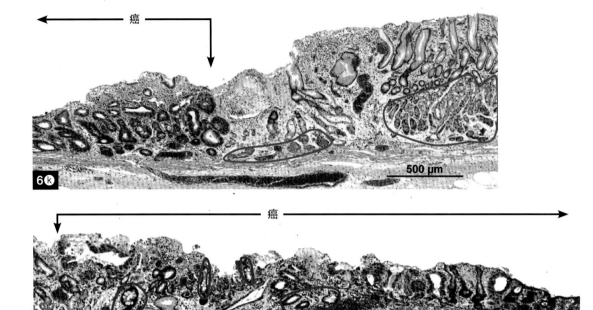

图 6 ⓚ　ESD 切除标本（口侧）　蓝线内为胃底腺
图 6 ⓛ　ESD 切除标本（肛侧）　蓝线内为肠上皮化生

位出现密度不均匀的圆点（图 6 ⓕ，白色箭头内考虑为癌腺管的点）。考虑为分化型癌。

> **要 点②**　醋酸染色后形成腺管的腺癌，即诊断为分化型腺癌。在内镜检查时要考虑用哪种方法能够得到什么样的图像和提示，这才是成为专家的必经之路。

但是，这种醋酸染色的图像，癌部与非癌部的界限不是很清晰，故不应用于范围诊断。

活检诊断为 Group 5（tub1）。ESD 治疗时用普通内镜观察，明确病变比较困难（图 6 ⓖ）。在考虑癌的病变附近进行低倍放大观察，可见活检瘢痕（图 6 ⓗ，白色粗箭头为活检瘢痕），再用 NBI 放大观察此部位，可见癌的病变范围（图 6 ⓘ、ⓙ，白色粗箭头为活检瘢痕，黄色箭头内侧为癌）。

进行 ESD 治疗。病理诊断为 adenocarcinoma（tub1），pT1a，ly（–），v（–），pHM 0，pVM 0，Type 0–Ⅱc，10mm×8mm。病变口侧（图 6 ⓚ）和肛侧（图 6 ⓛ）的病理图见图示。

在病变口侧可见癌附近有胃底腺黏膜（蓝线内为胃底腺）（图 6 ⓚ）。图 6 ⓛ为同一切片的肛侧。背景为萎缩黏膜，混杂存在肠上皮化生（蓝线内为肠上皮化生）。

通过以上分析，我们需要了解：除菌后的病例表现为中间带凹凸不平。放大观察下黏膜表现为萎缩黏膜和胃底腺黏膜马赛克样混杂在一起。但是癌与此不同，具有不规整性。因此在筛查的时候如果发现异常，就直接进行放大观察。

参考文献

[1]Doyama H, Yoshida N, Tsuyama S, et al : The "white globe appearance"（WGA）: a novel marker for a correct diagnosis of early gastric cancer by magnifying endoscopy with narrow-band imaging（M-NBI）. Endosc Int Open 13 : E120-E124, 2015

3

除菌后发现胃癌的 15个病例解析

65

　　之前的病例都是异型程度较低的胃癌，但是除菌后发现，胃癌并不都是如此，接下来介绍的病例 7 和病例 8 都是异型程度较高的胃癌。

病例 7

　　70 余岁男性，2 年前成功进行了除菌治疗。在胃体中部前壁可见凹陷性病变（图 7 ⓐ，黄色框与图 7 ⓑ的病理图对应）。约 10mm 大小，病变很醒目，很容易诊断为癌。背景为伴有萎缩的胃底腺黏膜（图 7 ⓑ）。除菌后发现胃癌，即便是分化型胃癌，其周围常可见胃底腺存在。间质的炎性细胞散在于腺管周围，腺窝上皮富含黏液，核靠近基底层，以上为除菌后胃癌的特征性表现。

　　切换用 NBI 靠近病变部位观察，意外发现在凹陷部位有类似胃炎的黏膜表现（图 7 ⓒ），但是在口侧，颗粒状黏膜形态的小窝之间部分可见直径不等、走行不规整的血管影（图 7 ⓓ）。另外，图 7 ⓓ黄色框的病理图对应图 7 ⓔ。非癌上皮已经被异型性明显的癌浸润。

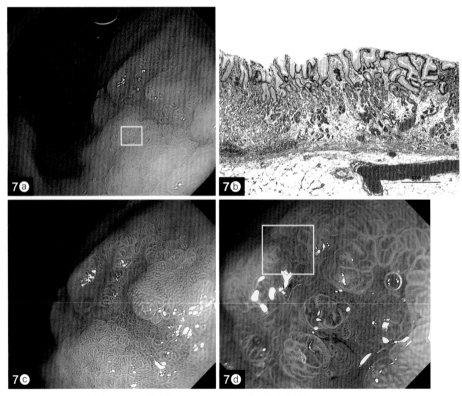

图 7 ⓐ　普通内镜白光图　黄色框为图 7 ⓑ病理图对应部位
图 7 ⓑ　图 7 ⓐ中黄色框的病理图
图 7 ⓒ　病变部位的 NBI 内镜图
图 7 ⓓ　病变部位的 NBI 低倍放大图　黄色框为图 7 ⓔ病理图对应部位

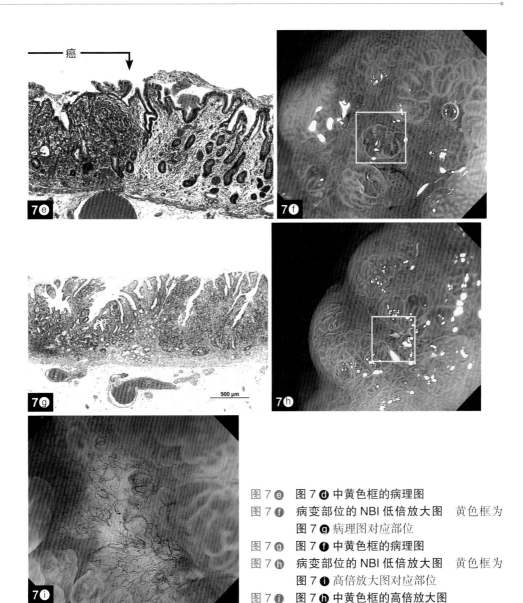

图 7 ❷ 图 7 ❹ 中黄色框的病理图
图 7 ❺ 病变部位的 NBI 低倍放大图　黄色框为
　　　　图 7 ❷ 病理图对应部位
图 7 ❷ 图 7 ❺ 中黄色框的病理图
图 7 ❺ 病变部位的 NBI 低倍放大图　黄色框为
　　　　图 7 ❺ 高倍放大图对应部位
图 7 ❺ 图 7 ❺ 中黄色框的高倍放大图

　　在凹陷部中心也可见到有白色区域的黏膜形态，在小窝之间可见直径不等、走行不规整的血管（图 7 ❺，黄色框为图 7 ❷的病理图对应部位）。在图 7 ❺中黄色框的病理图中，可见癌的部分腺管缺乏或者由不规整的小腺管组成，表面由非癌上皮覆盖（图 7 ❷）。

> **要点** 从 NBI 放大图中体会黏膜垂直断面的病理图特点，对提高胃的放大内镜诊断技术是非常重要的。

　　对于凹陷中心部黏膜形态观察不到的部分（图 7 ❺，黄色框为图 7 ❺高倍放大部位）。进一步高倍放大观察可见青色的粗血管和异常细血管（图 7 ❺），看不到白色区域，有报道称在看到青色血管时提示黏膜变薄[1-2]，对此部位的病理图观察，也证实

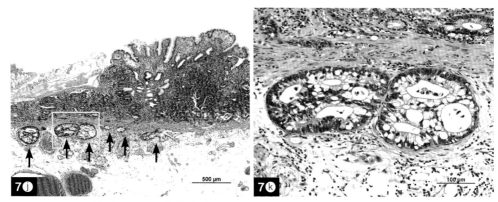

图 7 ⓙ　**图 7 ⓙ 的病理图**　黑色箭头为浸润至 SM 的癌腺管。黄色框为**图 7 ⓚ** 高倍放大图的对应部位

图 7 ⓚ　**图 7 ⓙ 中黄色框的高倍放大图**

黏膜变薄（图 7 ⓙ，黄色框为图 7 ⓚ高倍放大图对应部位）。这个部位癌浸润至 SM（图 7 ⓙ，黑色箭头为浸润至 SM 的癌腺管）。图 7 ⓚ显示了进一步高倍放大后观察到的浸润至 SM 的癌腺管。

病理诊断为 adenocarcinoma（tub2>por2），pT1b1（SM depth：200 μm），ly（−），v（−），pHM 0，pVM 0，Type 0−Ⅱc，15mm × 10mm。

在除菌后发现胃癌中，也可以见到像这样仅有 15mm 比较小的癌浸润至 SM。另外，像本病例这样，除菌后发现胃癌可见癌病变部位的黏膜表层被非癌上皮广泛覆盖，导致癌的识别困难。虽然本病例的癌比较容易发现，仔细避免漏掉 SM 浸润癌。

参考文献

[1]濱本英剛，松田知己，長南明道：シアン調血管．工藤進英，吉田茂昭（監）：拡大内視鏡 —極限に挑む．pp218-219，日本メディカルセンター．2014

[2]濱本英剛，長南明道，松田知己，他：分化型早期胃癌の NBI 拡大観察におけるシアン調血管の検討．Gastroenterol Endosc 57：2335-2343，2015

病例 8

80 余岁男性，3 年前成功进行了除菌治疗。胃窦大弯侧前壁可见 5~6mm 形状不规整的凹陷性病变（图 8 ⓐ），活检诊断为 Group 5（tub2）。

ESD 时凹陷处因黏液附着而显示不清（图 8 ⓑ）。NBI 非放大观察，即便在可见白色区域的部位也很难判断为癌（图 8 ⓒ）。癌的露出部位最大可能是在黏液附着处。以不出血为前提反复地清洗掉黏液，用放大内镜观察病变口侧，可见大小不等的颗粒状形态以及小窝之间不规整的血管影（图 8 ⓓ，黄色虚线为图 8 ⓖ病理图的切割面）。病变部位的肛侧也有同样所见（图 8 ⓔ）。凹陷部位的肛侧为与背景黏膜有相同所见（图 8 ⓕ，黄色虚线为图 8 ⓖ病理图的切割面）。

ESD 标本的病理诊断为 adenocarcinoma（tub2, por2>pap-tub1），pT1a，ly（−），v（−），pHM 0，pVM 0，Type 0-Ⅱc，8mm×3mm。图 8 ⓓ和图 8 ⓕ中黄色虚线的病理图为图 8 ⓖ，图 8 ⓗ所示的中分化管状腺癌由黏膜中层向深层进展，表层由非癌的腺窝上皮构成。

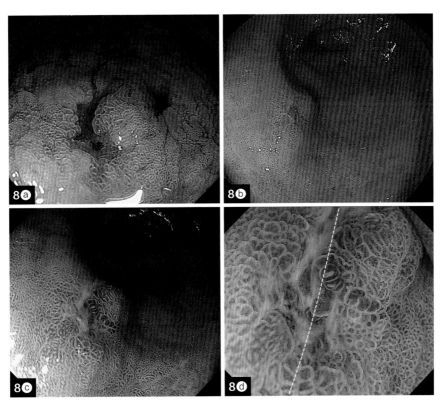

图 8 ⓐ　首次用靛胭脂染色后近距离观察图
图 8 ⓑ　ESD 时的普通内镜白光图
图 8 ⓒ　ESD 时 NBI 非放大内镜图
图 8 ⓓ　图 8 ⓒ 口侧的 NBI 放大内镜图　黄色虚线为图 8 ⓖ 的切割面

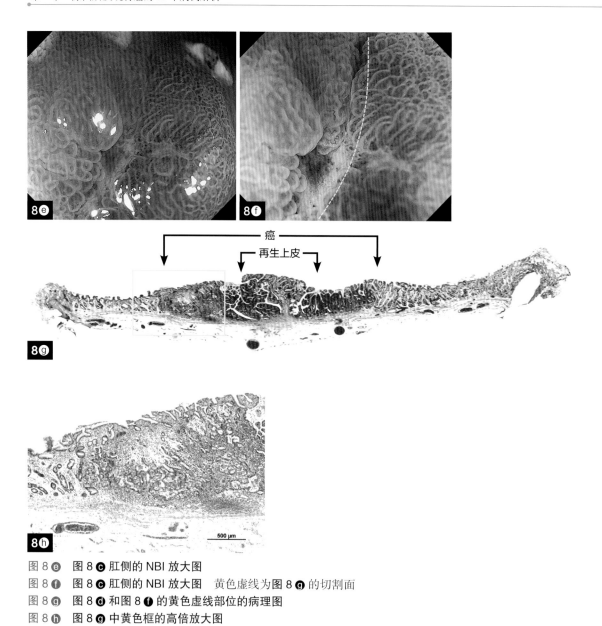

图 8 ⓔ　图 8 ⓒ 肛侧的 NBI 放大图
图 8 ⓕ　图 8 ⓒ 肛侧的 NBI 放大图　黄色虚线为图 8 ⓖ 的切割面
图 8 ⓖ　图 8 ⓓ 和图 8 ⓕ 的黄色虚线部位的病理图
图 8 ⓗ　图 8 ⓖ 中黄色框的高倍放大图

　　内镜诊断不是很困难，从病变部位约半数被非癌表层上皮所覆盖这一点，符合除菌后发现胃癌的特征性改变。组织学上的异型性很高，的确是最需要早期诊断和治疗的癌。

除菌后发现胃癌，即便是分化型胃癌，其周围背景黏膜是胃底腺黏膜的也不少，有时候病变深部也有胃底腺。这种情况下，癌和胃底腺的关系就非常有意义。在此介绍 1 例病例。

病例 9

70 余岁男性，既往无除菌史，粪便抗原阴性，UBT 为 0.6‰。胃体下部大弯侧后壁可见小的隆起型病变（图 9 ⓐ），NBI 低倍放大观察可见网格样，疑为圆筒样癌腺管组成的高分化管状腺癌（图 9 ⓑ）。周围背景黏膜诊断为萎缩黏膜（图 9 ⓑ）。高倍放大确认为网格样。另外，周围黏膜可见 LBC，能够明确混有肠上皮化生（图 9 ⓒ）。活检诊断为 Group 5（tub1），实施了 ESD。

ESD 标本跟预想的一样，为形成直线形腺管的高分化管状腺癌，但是其正下方有胃底腺存在。另外，下方还可见扩张的肠上皮化生（图 9 ⓓ、ⓔ）。病理诊断为 adenocarcinoma（tub1），pT1a，ly（−），v（−），pHM 0，pVM 0，Type 0−Ⅱa，5mm。

类似于这样组织结构的肿瘤，笔者只见过一个病例。但是，在病例讨论会上见过数例相同癌的报道，无一例外都是除菌后发现胃癌。这样的病例图像对癌的发生和进展有何启示，笔者对此非常感兴趣。

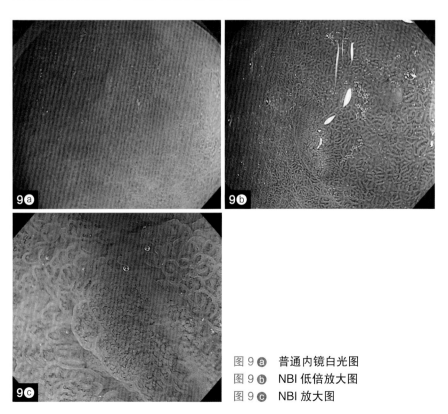

图 9 ⓐ　普通内镜白光图
图 9 ⓑ　NBI 低倍放大图
图 9 ⓒ　NBI 放大图

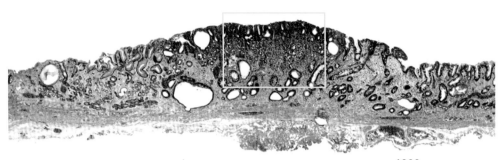

1000 μm

9ⓓ

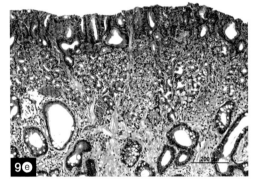

9ⓔ

图 9 ⓓ　ESD 病理图
图 9 ⓔ　图 9 ⓓ 中黄色框的高倍放大图

80 余岁女性，无除菌经历，大便中抗原也是阴性，UBT 为 0.9‰。在胃窦后壁的隆起处进行了活检，诊断为 Group 5（tub1），被介绍至本院。

普通内镜白光下观察可见伴有中央凹陷的黏膜下肿瘤样隆起型病变（图 10 ⓐ），吸气后病变向内腔突出（图 10 ⓑ）。

NBI 非放大内镜可见中央的凹陷处有白苔附着，周边看不到有类似于癌的表现（图 10 ⓒ）。

NBI 放大内镜可见白苔周围有小颗粒样的结构以及不规整的血管（图 10 ⓓ，黄

3

除菌后发现胃癌的 15 个病例解析

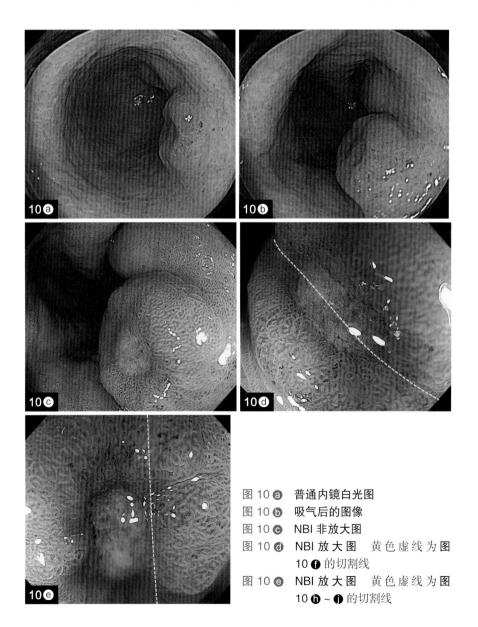

图 10 ⓐ　普通内镜白光图
图 10 ⓑ　吸气后的图像
图 10 ⓒ　NBI 非放大图
图 10 ⓓ　NBI 放 大 图　黄色虚线为图 10 ⓕ 的切割线
图 10 ⓔ　NBI 放 大 图　黄色虚线为图 10 ⓗ ~ ⓙ 的切割线

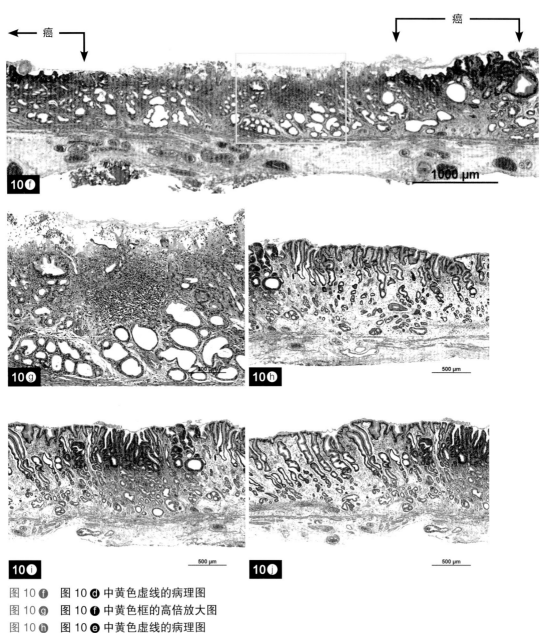

图 10 **f**　图 10 **d** 中黄色虚线的病理图
图 10 **g**　图 10 **f** 中黄色框的高倍放大图
图 10 **h**　图 10 **e** 中黄色虚线的病理图
图 10 **i**　图 10 **e** 中黄色虚线的病理图
图 10 **j**　图 10 **e** 中黄色虚线的病理图　从口侧到肛侧分别为图 10 **h** ~ **j**

色虚线是图 10 **f** 所示病理图的切割线）。这些小颗粒样的结构中的一部分和白苔之下
的部分考虑是癌。肛侧也能看到包围不规整血管的小颗粒样结构，也诊断为癌（图
10 **e**，黄色虚线为图 10 **h** ~ **j** 所示病理图的切割线）。病变隆起的理由笔者不清楚，
但癌的深部有过量的非癌腺管形成可能是原因之一。另外，考虑为癌的小颗粒样的
结构与周围的背景黏膜之间看不到明显的边界，可能也是因为 *H.p* 阴性化后非癌上皮
与癌形成的马赛克现象所致。

ESD 标本的病理图可见在白苔周围的黏膜表层有癌的显露（图 10 **f**），而糜烂处没有癌的存在（图 10 **g**）。

图 10 **e**中从黄色虚线所示的白苔边缘切割的病理图为图 10 **h** ~ **j**，炎性细胞浸润较少，腺管的间隔增宽，这是除菌后的典型病理图像（图 10 **h**，口侧的病理图）。癌与非癌上皮像马赛克样混杂在一起，并存在于非癌上皮的下方（图 10 **i**、**j**，从口侧到肛侧分别为图 10 **h** ~ **j**）。癌的下方有大量的幽门腺聚集（图 10 **i**、**j**）。

病理诊断为 adenocarcinoma（tub1），pT1a，ly（–），v（–），pHM 0，pVM 0，Type 0–Ⅱc，5mm × 5mm。

3

除菌后发现胃癌的 15 个病例解析

80 余岁男性，几年前行 ESD 后进行了除菌治疗。每年 1 次复查内镜，可见胃体小弯既往 ESD 瘢痕（图 11 ⓐ）。

为了明确瘢痕周围是否有癌变，进行低倍放大观察，发现存在胃底腺（图 11 ⓑ）。切换为 NBI 放大内镜继续观察（图 11 ⓒ），此处无可疑癌的征象。向口侧方向移动时，发现在口侧存在用除菌后胃黏膜很难解释的图像（图 11 ⓓ，黄色箭头为癌），整体上为由白色区域组成的胃炎黏膜样形态，但是仔细观察发现其形态不均匀、方向不一致、分布不均一。恢复到普通内镜白光观察，发现有轻度发红（图 11 ⓔ，黄色箭头为癌）。低倍放大观察小弯后壁侧，可见与背景黏膜不同，从而怀疑为癌（图 11 ⓕ，黄色箭头为癌）。高倍放大观察不仅可见白色区域，还可见与背景不同的血管类型（图 11 ⓖ，黄色箭头为癌）。

> **要　点**　对于癌的诊断，低倍放大和高倍放大需要配合使用。

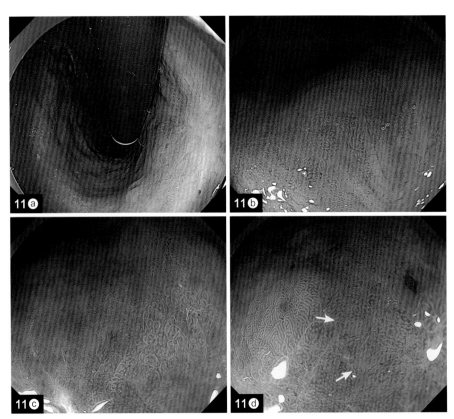

图 11 ⓐ　胃体小弯的普通内镜白光图
图 11 ⓑ　瘢痕周围的低倍放大图
图 11 ⓒ　瘢痕周围的 NBI 低倍放大图
图 11 ⓓ　瘢痕部口侧的 NBI 低倍放大图　黄色箭头为癌

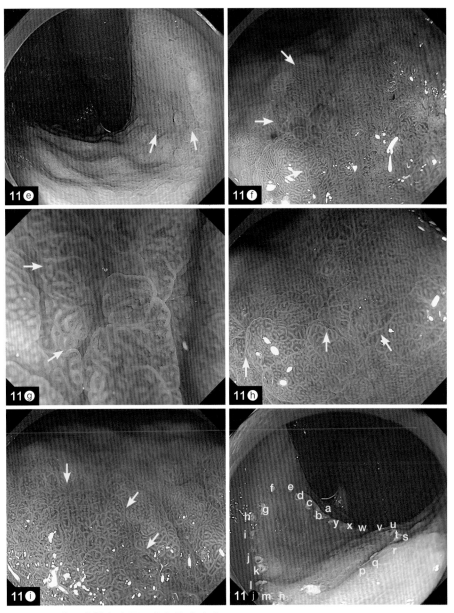

图 11 ⓔ　普通内镜白光图　黄色箭头为癌
图 11 ⓕ　小弯后壁的 NBI 低倍放大图　黄色箭头为癌
图 11 ⓖ　图 11 ⓕ 癌边界部位的 NBI 高倍放大图　黄色箭头为癌
图 11 ⓗ　肛侧癌边界部位的 NBI 低倍放大图　黄色箭头为癌
图 11 ⓘ　口侧癌边界部位的 NBI 低倍放大图　黄色箭头为癌
图 11 ⓙ　ESD 时标记后的普通内镜白光图

　　肛侧癌的边界同样可以通过放大观察做出诊断，但是，癌与非癌的界限还是不能明确区分（图 11 ⓗ，黄色箭头为癌）。口侧癌的界限也不明确，但是感觉与胃底腺黏膜和部分萎缩的背景黏膜不同，于是进行了范围诊断（图 11 ⓘ，黄色箭头为癌）。ESD 时也这样进行了标记（图 11 ⓙ）。普通内镜下观察，几乎无法识别癌病变的范围。

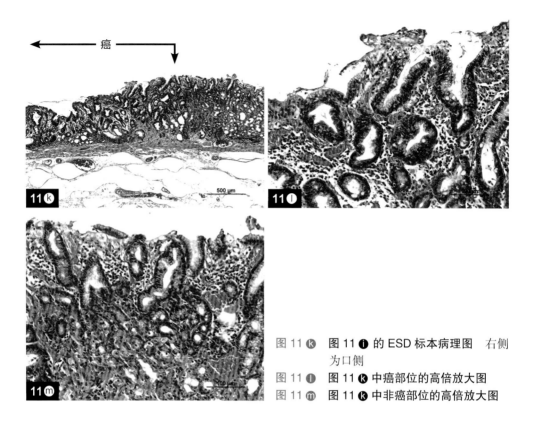

图 11 ⓚ　图 11 ⓘ 的 ESD 标本病理图　右侧
为口侧
图 11 ⓘ　图 11 ⓚ 中癌部位的高倍放大图
图 11 ⓜ　图 11 ⓚ 中非癌部位的高倍放大图

　　显示图 11 ⓘ 部位的 ESD 标本（图 11 ⓚ，右侧为口侧），图 11 ⓘ 为癌部的高倍放大图，图 11 ⓜ 为非癌部的高倍放大图。病理诊断为 adenocarcinoma（tub1），pT1a，ly（-），v（-），pHM 0，pVM 0，Type 0-Ⅱb，48mm×22mm。

病例 12

　　60 余岁男性，因糖尿病和酒精性肝损害就医当地医院，内镜检查可见胃窦多发糜烂，在后壁凹陷部不规整糜烂处活检，诊断为 Group 5（tub1），故介绍至本院。

　　无除菌史，UBT 为 1.7‰。粪便抗原阴性，判断为自然除菌。在本院行内镜检查时，没有观察到凹陷部，与愈合期糜烂难以鉴别（图 12 ⓐ），NBI（图 12 ⓑ）、NBI 低倍放大（图 12 ⓒ）、NBI 提高放大倍率观察（图 12 ⓓ）均无法诊断为癌。但是考虑到沟部位可能存在癌变，再次确认当地医院的活检仍为 tub1，最终实施了 ESD。如图 12 ⓔ所示进行标记。ESD 后作为半固定标本，观察凹陷部位。图 12 ⓕ为福尔马林固定 1 天后的标本，可见凹陷部位散在有圆形开口部的腺管，详见第 7 号切片（图 12 ⓖ）。图 12 ⓖ右侧隆起部位对应的病理图可见黏膜表层覆盖有非癌上皮，癌存在于黏膜中层（图 12 ⓗ，蓝色线内为癌腺管）。图 12 ⓖ凹陷部的病理图，可见散在开口于黏膜表层的癌腺管（图 12 ⓘ，蓝色线内为癌腺管）。此癌腺管考虑与福尔马林

3

除菌后发现胃癌的 15 个病例解析

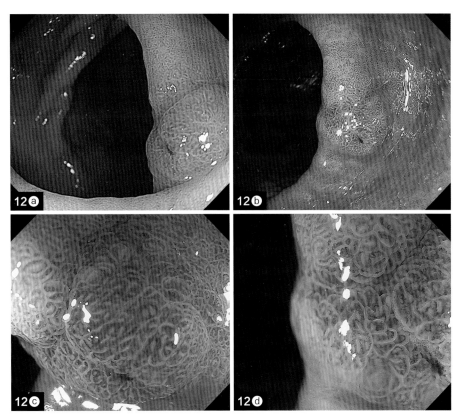

图 12 ⓐ　胃窦部后壁的普通内镜白光图
图 12 ⓑ　胃窦部后壁的 NBI 非放大图
图 12 ⓒ　癌部的 NBI 低倍放大图
图 12 ⓓ　癌部的 NBI 高倍放大图

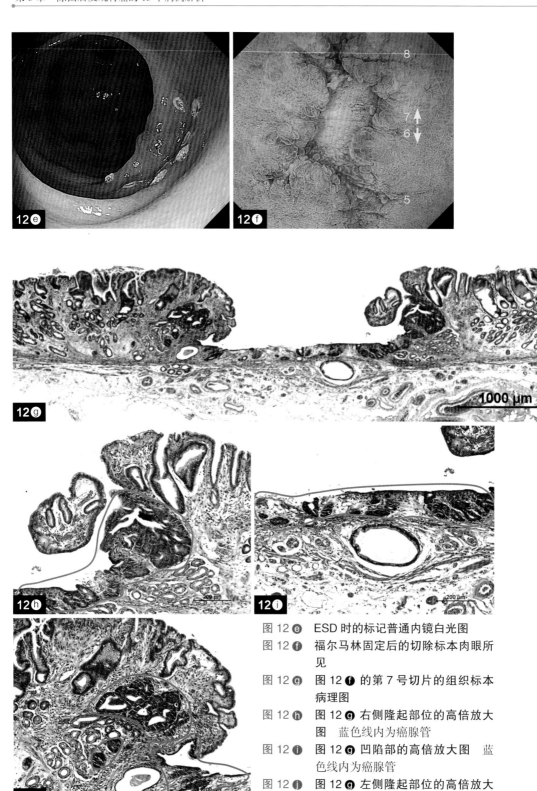

图 12 ⓔ　ESD 时的标记普通内镜白光图

图 12 ⓕ　福尔马林固定后的切除标本肉眼所见

图 12 ⓖ　图 12 ⓕ 的第 7 号切片的组织标本病理图

图 12 ⓗ　图 12 ⓖ 右侧隆起部位的高倍放大图　蓝色线内为癌腺管

图 12 ⓘ　图 12 ⓖ 凹陷部的高倍放大图　蓝色线内为癌腺管

图 12 ⓙ　图 12 ⓖ 左侧隆起部位的高倍放大图　蓝色线内为癌腺管

固定后所观察到的圆形开口相对应。图 12 ❾左侧隆起部位对应的病理图也可见黏膜表层被非癌上皮覆盖，癌存在于黏膜中层（图 12 ❿，蓝色线内为癌腺管）。

> **要 点❶** 如果黏膜中层存在癌腺管，则表层的非癌上皮小窝间距扩大。

病理诊断为 adenocarcinoma（tub1），pT1a，ly（-），v（-），pHM 0，pVM 0，Type 0-Ⅱc，8mm×6mm。

> **要 点❷** 虽然也要考虑到是活检后的改变，但是从非癌上皮覆盖癌腺管上方这一点，要考虑是 *H.p* 阴性化导致的可能。

3

除菌后发现胃癌的 15 个病例解析

病例 13

50 余岁男性，当地医院就诊时在胃体下部小弯前壁隆起部位活检诊断为 Group 3（Tubular adenoma，intestinal type）。其后进行除菌治疗。2 年后随访内镜检查病变范围模糊，后活检发现 Group 5（tub1，low-grade），故介绍至本院。

普通内镜白光下观察可见隆起部位，能够确认病变部位（图 13 ⓐ，白色箭头）。然而 NBI 观察下虽说可见部分与周围黏膜不同形态的部位，但其镜下所见并不能诊断为癌（图 13 ⓑ、ⓒ）。考虑到非癌上皮覆盖下有癌存在的可能，进行了活检。活检再次明确为 Group 5，实施了 ESD。

将隆起部位全部包含在内进行标记（图 13 ⓓ、ⓔ）。切除标本标记图 13 ⓕ 的红线部位有癌变。

第 6 号切割线的病理图为图 13 ⓕ，从右侧（肛侧）开始按顺序显示（图 13 ⓖ ~ ⓘ）。虽然黏膜表层上皮有脱落，但是仍能推测出有非癌上皮覆盖。另外，黏膜深层存在非癌腺管，考虑癌非连续性地散在于黏膜内。第 7 号切割线的病理图（图 13 ⓙ ~

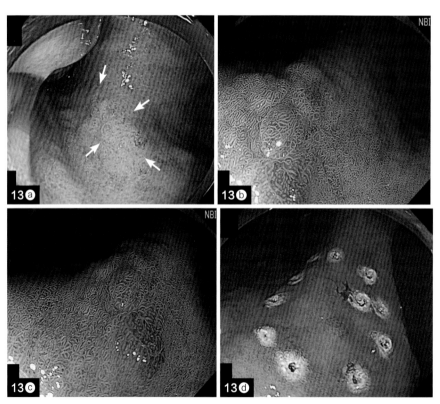

图 13 ⓐ　**胃体下部小弯前壁的普通内镜白光图**　白色箭头为可疑的隆起病变
图 13 ⓑ　**病变部位的 NBI 非放大图**
图 13 ⓒ　**病变部位的 NBI 非放大图**
图 13 ⓓ　**ESD 时做的标记**

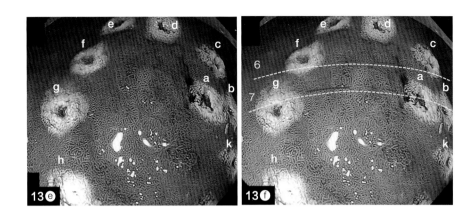

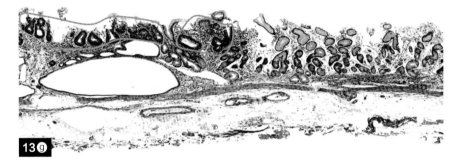

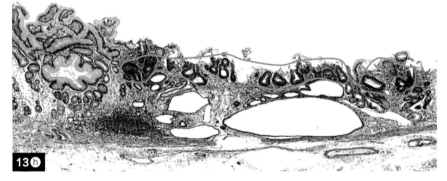

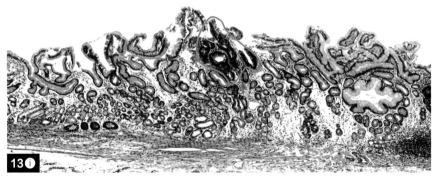

图 13 ⓔ　ESD 时做出的标记，NBI 图

图 13 ⓕ　ESD 标本切割线和癌标记叠加的内镜图　红色线为癌的部位

图 13 ⓖ　图 13 ⓕ 第 6 号切割线 c 侧的病理图　蓝色线内为癌腺管

图 13 ⓗ　图 13 ⓕ 第 6 号切割线中央部病理图　蓝色线内为癌腺管

图 13 ⓘ　图 13 ⓕ 第 6 号切割线 f 侧的病理图　蓝色线内为癌腺管

3

除菌后发现胃癌的 15 个病例解析

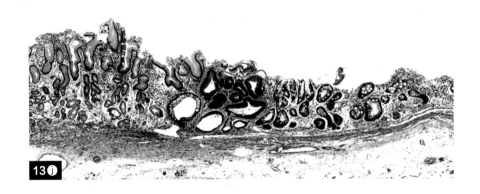

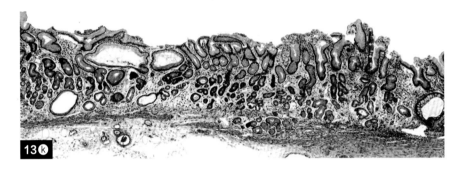

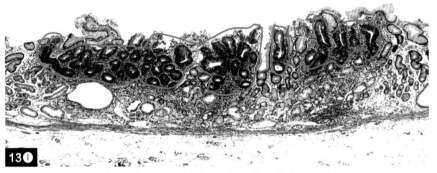

图 13 ❶　图 13 ❻ 第 7 号切割线 a 侧的病理图　蓝色线内为癌腺管
图 13 ❿　图 13 ❻ 第 7 号切割线图 13 ❶ 旁边的病理图　蓝色线内为癌腺管
图 13 ❶　图 13 ❻ 第 7 号切割线 g 侧的病理图　蓝色线内为癌腺管

❶），癌与非癌组织的关系同上。

病理诊断为 adenomarcinoma（tub1），pT1a，ly（−），v（−），pHM 0，pVM 0，
Type 0–Ⅱa，10mm×4mm。

此病例是除菌后发现胃癌的内镜图像与病理图一一对应分组形成的资料。

> **要　点**　在针对慢性活动性胃炎进行除菌治疗时，要了解上皮性肿瘤被非肿瘤性上皮覆盖
> 的可能性。

病例 14

　　50 余岁男性，10 年前在外院因十二指肠溃疡行除菌治疗。其后定期内镜随诊。在胃窦部糜烂部位取活检，诊断为 Group 2（可疑 tub1），介绍至本院就诊。但是在本院第一次内镜检查时未发现病变部位，约 4 个月后再次内镜下观察时才发现。

　　1 年后的内镜检查发现幽门管附近有凹陷性病变（图 14 ⓐ，黄色箭头）。近距离观察可见明确的凹陷（图 14 ⓑ，黄色箭头）。低倍放大观察可见细微的黏膜形态（图 14 ⓒ）。切换到 NBI 观察可见这种细微形态部分呈现形态不均一、方向不一致的特点，考虑癌变可能（图 14 ⓓ）。内镜下胃体部未见萎缩改变，完全不像有分化型胃癌发生高风险的胃（图 14 ⓔ、ⓕ）。幽门管附近凹陷部位活检诊断为 Group 5（tub1）。ESD 时参照活检瘢痕很容易找到病变部位（图 14 ⓖ，黄色箭头）。低倍放大可见病变部位黏膜形态不清晰，血管不规整，可诊断为癌（图 14 ⓗ、ⓘ）。最高倍数的 NBI 放大观察可见形态不均一的颗粒状黏膜和小窝间不规整血管分布（图 14 ⓙ）。实施 ESD，福尔马林固定后，如图 14 ⓚ所示病变部位的切割线处切割制作标本。标记癌的部位投

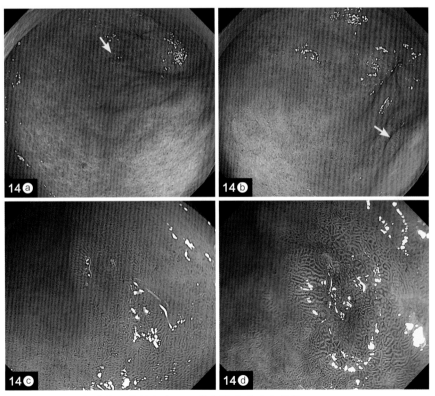

图 14 ⓐ　幽门部的普通内镜白光图　黄色箭头为病变部位
图 14 ⓑ　病变部位（黄色箭头）的近距离观察
图 14 ⓒ　病变部位的低倍放大图
图 14 ⓓ　病变部位的 NBI 低倍放大图

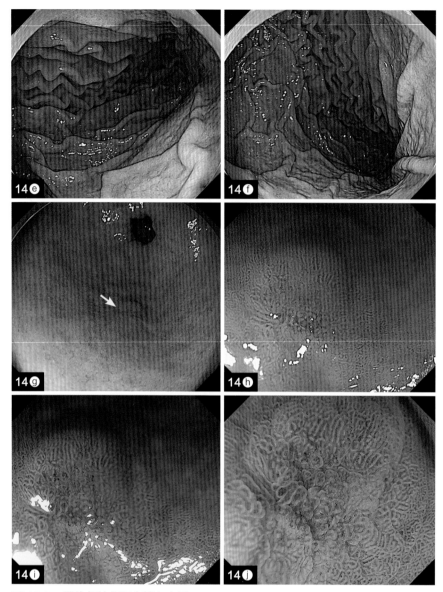

图 14 ⓔ　胃体部的普通内镜白光图
图 14 ⓕ　胃体部的普通内镜白光图
图 14 ⓖ　ESD 时病变部位（黄色箭头）的普通内镜白光图
图 14 ⓗ　病变部位的低倍放大图
图 14 ⓘ　病变部位的 NBI 低倍放大图
图 14 ⓙ　病变部位的 NBI 高倍放大图

影到 NBI 放大像为图 14 ❶所示（红线为癌）。第 3 号切割线的病理图为图 14 ⓜ（黄色箭头为癌）。对病变部位进行放大观察，可见部分癌被非癌腺窝上皮覆盖（图 14 ⓝ）。第 4 号切割线的病理图为图 14 ⓞ，该部位癌露出于黏膜表面。

　　病理诊断为 adenocarcinoma（tub1），pT1a，ly（–），v（–），pHM 0，pVM 0，Type 0–Ⅱc，4mm×2mm。

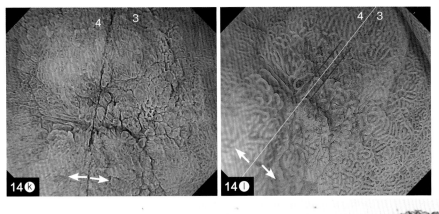

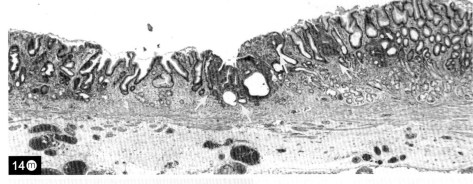

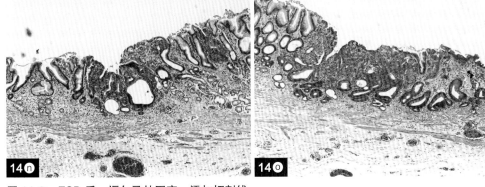

图 14 ⓚ　ESD 后，福尔马林固定，添加切割线
图 14 ⓛ　将癌的范围投影到 NBI 放大图上
图 14 ⓜ　图 14 ⓛ 第 3 号切割线的病理图　黄色箭头为癌
图 14 ⓝ　图 14 ⓜ 癌变部位的病理图
图 14 ⓞ　图 14 ⓛ 第 4 号切割线的病理图

从此病例中我们可以学到，有过 *H.p* 感染的患者一定要定期行内镜检查，不容懈怠。

要　点　建议 *H.p* 除菌后应定期进行内镜检查。

病例 15

　　70 余岁男性，当地医院行除菌治疗后，胃体下部发现胃癌。为行 ESD 介绍至本院。为了明确所提示的胃癌病变而进行胃镜检查时，发现胃体上部小弯也有可疑癌变（图 15 ⓐ，黄色箭头为癌）。NBI 低倍放大观察可见病变周围有圆形开口部（图 15 ⓑ，黄色箭头为癌），明确诊断为胃底腺黏膜。而病变部位可见椭圆形开口部及管状黏膜模样变化（图 15 ⓑ）。这是肿瘤等病变置换胃底腺后的可能表现（此诊断理论参照笔者《胃放大内镜诊断》第 2 版中胃底腺型胃癌（p69～75）内容）。

　　一边考虑着胃底腺被肿瘤置换的病理图的印象，一边继续进行 NBI 放大观察。随着癌的进展，可见胃底腺消失，黏膜表层被非癌腺窝上皮覆盖（图 15 ⓒ，黄色箭头为癌）。黏膜形态不清晰部位可见走行不规整的血管影（图 15 ⓓ，黄色箭头为癌）。在此考虑癌露出黏膜表面的可能，进一步观察后壁侧也有同样的不规整血管影（图 15 ⓔ，黄色箭头为癌）。根据以上所见诊断为癌并进行活检。病理诊断为 Group 2。

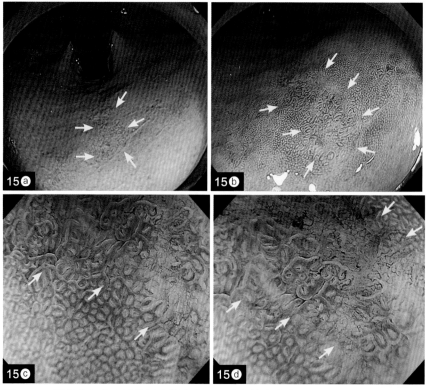

图 15 ⓐ　**胃体上部小弯的普通内镜白光图**　黄色箭头为癌
图 15 ⓑ　NBI 低倍放大内镜图　黄色箭头为癌
图 15 ⓒ　NBI 高倍放大图　黄色箭头为癌
图 15 ⓓ　NBI 高倍放大图　黄色箭头为癌

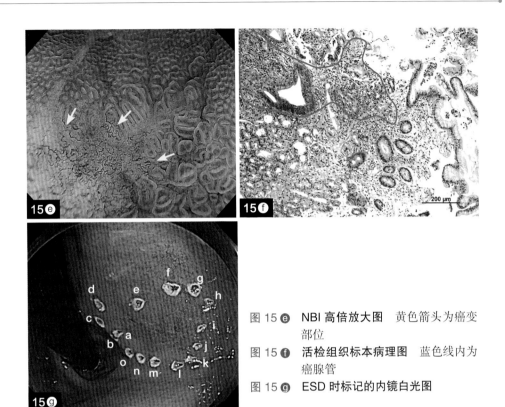

图 15 ⓔ　NBI 高倍放大图　黄色箭头为癌变部位

图 15 ⓕ　活检组织标本病理图　蓝色线内为癌腺管

图 15 ⓖ　ESD 时标记的内镜白光图

因考虑到黏膜表层被非癌腺窝上皮覆盖的可能，建议进一步用显微镜对黏膜深部进行观察，制作了活检组织的连续切片。结果，在非癌腺窝上皮下明确有癌腺管，诊断为 Group 5（图 15 ⓕ）。图 15 ⓖ为 ESD 时进行标记的图像。显示标记 a ~ h 切割线的病理图（图 15 ⓗ）。切除标本的口侧为胃底腺黏膜（图 15 ⓘ）。病变口侧的病理图（图 15 ⓙ）可见黏膜表层被非癌腺窝上皮覆盖，深部存在胃底腺，癌腺管像被挟持一样向侧方进展。在病变部位的肛侧病理图可见胃底腺已经被癌置换（图 15 ⓚ）。

病理诊断为 adenocarcinoma（tub1>tub2），pT1a，ly（–），v（–），pHM 0，pVM 0，Type 0–Ⅱc，12mm × 6mm。

> **要点**　因癌出现胃底腺的萎缩、消失，进一步黏膜表层被非癌腺窝上皮覆盖，癌黏膜就会呈现萎缩黏膜样的变化。

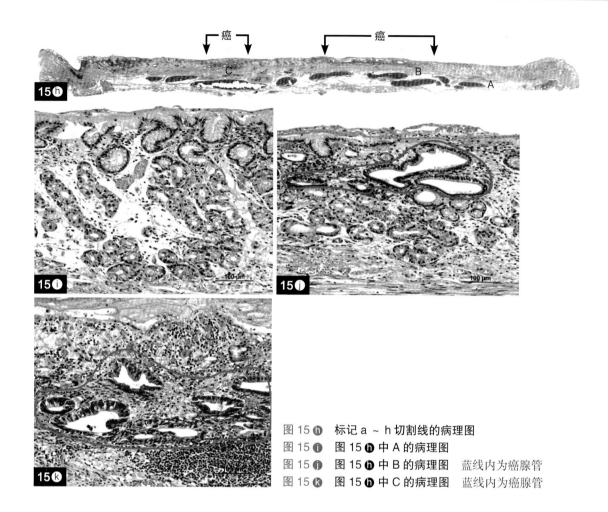

图 15 **h** 　标记 a ～ h 切割线的病理图
图 15 **i** 　图 15 **h** 中 A 的病理图
图 15 **j** 　图 15 **h** 中 B 的病理图　蓝线内为癌腺管
图 15 **k** 　图 15 **h** 中 C 的病理图　蓝线内为癌腺管

参考文献

[1] 中島滋美，九嶋亮治：3．病理診断と一致する慢性胃炎の内視鏡診断と分類．春間 賢（監）：胃炎の京都分類．pp121-124，日本メディカルセンター，2014

[2] 八木一芳，味岡洋一：胃の拡大内視鏡診断 第2版．pp7-16，医学書院，2014

[3] Ito M, Tanaka S, Takata S, et al：Morphological changes in human gastric tumors after eradication therapy of *Helicobacter pylori* in a short-term follow-up. Aliment Pharmacol Ther 21：559-566, 2005

[4] Kobayashi M, Hashimoto S, Nishikura K, et al：Magnifying narrow-band imaging of surface maturation in early differenyiated-type gastric cancers after *Helicobacter pylori* eradication. J Gastroenterol 48：1332-1342, 2013

[5] Saka A, Yagi A, Nimura S：Endoscopic and histological features of gastric cancers after successful *Helicobacter pylori* eradication therapy. Published online：10 March 2015

[6] 八木一芳，坂 暁子，野澤優次郎，他：除菌後発見胃癌の質的診断と範囲診断のコツ－特にNBI拡大内視鏡について．Gastroenterol Endosc 57：1210-1218, 2015

[7] Yagi K, Saka A, Nozawa Y, et al：Prediction of *Helicobacter pylori* status by conventional endoscopy, narrow-band imaging magnifying endoscopy in stomach after endoscopic resection of gastric cancer. Helicobacter 19：111-115, 2014

[8] 八木一芳，中村厚夫，関根厚雄，他：Helicobacter pylori 陰性・正常胃粘膜内視鏡像の検討．Gastroenterol Endosc 42：1977-1987, 2000

[9] Yagi K, Nakamura A, Sekine A：Characteristic endoscopic and magnified endoscopic findings in the normal stomach without Helicobacter pylori infection. J Gastroenterol Hepatol 17：39-45, 2002

[10] Yagi K, Aruga Y, Nakamura A, et al：Regular arrangement of collecting venules（RAC）：a characteristic endoscopic feature of Helicobacter pylori-negative normal stomach and its relationship with esophago-gastric adenocarcinoma. J Gastroenterol 40：443-452, 2005

[11] Yagi K, Nakamura A, Sekine A：Magnifying endoscopy of the gastric body：a comparison of the findings before and after eradication of *Helicobacter pylori*. Dig Endosc 14（Suppl）：S76-S82, 2002

[12] Nomura S, Terao S, Adachi K, et al：Endoscopic diagnosis of gastric mucosal activity and inflammation. Dig Endosc 25：136-146, 2013

[13] Kato M, Terao S, Adachi K, et al：Changes in endoscopic findings of gastritis after cure of *H.pylori* infection：multicenter prospective trial. Dig Endosc 25：264-273, 2013

[14] 名和田義高，八木一芳，田中 恵，他：慢性胃炎の拡大内視鏡診断－OLGA・OLGIM 分類に基づいた胃癌リスクを含めて．胃と腸 51：52-63, 2016

[15] 中村恭一，菅野晴夫，加藤 洋：臨床病理学的にみた腺境界－腸上皮化生のない胃底腺粘膜を限界づける線について．胃と腸 15：125-136, 1980

[16] 中村恭一：胃癌発生の場．胃癌の構造 第3版．pp59-85，医学書院，2005

[17] 上堂文也，神崎洋光，石原 立：胃の腸上皮化生の内視鏡診断．Gastroenterol Endosc 56：1941-1952, 2014

[18] Nagata N, Shimbo T, Akiyama J, et al：Predictability of gastric intestinal metaplasia by mottled patchy erythema seen on endoscopy. Gastroenterology Research 4：203-209, 2011

[19] Watanabe K, Nagata N, Nakashima R, et al：Predictive findings for Helicobacter pylori-uninfected, -infected and -eradicated gastric mucosa: Validation study. World J Gastroenterol

19：4374-4379, 2013

[20]安田　貢：地図状発赤. 春間　賢（監）：胃炎の京都分類. pp88-90, 日本メディカルセンター, 2014

[21]Yagi K, Honda H, Yang JM, et al：Magnifying endoscopy in gastritis of the corpus. Endoscopy 37：660-666, 2005

[22]Haruma K, Suzuki T, Tsuda T, et al：Evaluation of tumor growth rate in patients with early gastric carcinoma of the elevated type. Gastrointest Radiol 16：289-292, 1991

[23]Kitamura Y, Ito M, Matsuo T, et al：Characterstic epithelium with low-grade atypia appears on the surface of gastric cancer after successful Helicobacter pylori eradication therapy. Helicobacter 19：289-295, 2014

[24]八木一芳, 坂　暁子, 野澤優次郎, 他：除菌後発見胃癌の質的診断と範囲診断のコツ―特に NBI拡大内視鏡について. Gastroentarol endosc 57：1210-1218, 2015

[25]Saka A, Yagi K, Nimura S：Endoscopic and histological features of gastric cancers after successful Helicobacter pylori therapy. Gastric cancer Epub 10, March, 2015

[26]Kobayashi M, Hashimoto S, Nishikura K, et al：Magnifying narrow-band imaging of surface maturation in early differentiated-type gastric cancers after Helicobacter pylori eradication. J Gastroenterol 48：1332-1342, 2013

[27]八木一芳, 坂　暁子, 野澤優次郎, 他：粘膜中層進展分化型胃癌と除菌後胃癌の接点の検討. Gastroenterol Endosc 57（Suppl）：758, 2015

[28]八木一芳, 味岡洋一：胃の拡大内視鏡診断 第2版. pp62-69, 医学書院, 2014

[29]Saka A, Yagi K, Nimura S：OLGA-and OLGIM-based staging of gastritis using narrow-band imaging magnifying endoscopy. Dig Endosc 2015 Apr 28 （Epub ahead of print）

[30]名和田義高, 八木一芳, 中村厚夫：胃炎京都分類の atrophy と発赤（activity）における通常内視鏡と拡大内視鏡との乖離と問題点の検討. Gastroenterol Endosc 57（Suppl 2）：1970, 2015

[31]Doyama H, Yoshida N, Tsuyama S, et al：The "white globe appearance"（WGA）：a novel marker for a correct diagnosis of early gastric cancer by magnifying endoscopy with narrow-band imaging（M-NBI）. Endosc Int Open：13：E120-E124, 2015